くすりのかたち

もし薬剤師が薬の化学構造式を
もう一度勉強したら

著 者

株式会社ヤナセ薬局 医薬事業部
浅井考介

有限会社アトリア 薬局部門
柴田奈央

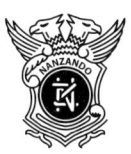

南山堂

はじめに

　本書を手にした皆さんは「いったい何について書かれている本だろう？」と思うことでしょう．本書はズバリ"薬の化学構造式について書かれた本"です．しかし"化学構造式"と聞いて，「なぜ今さら化学構造式？」と疑問をもつのではないでしょうか．そこでまず，著者らが本書を執筆するに至った動機についてお話しします．

　近年，医療の世界でも情報のIT化が急速に進み，薬局に来局する患者さんの中にも，自身が服用・使用している薬に関する情報を，インターネットなどを利用して添付文書やインタビューフォーム，あるいは薬の情報サイトから入手し，薬についての豊富な知識を持っている方が増えました．薬剤師の中には，服薬説明の際に患者さんから「もう知っているから説明はいらない」と言われた苦い経験を持つ方も多いと思います．このような患者さんの多くは，薬剤師から受ける服薬説明の内容や質問に対する薬剤師の回答が，自身にとっては「新しい情報ではない」と感じているのではないかと思います．今後さらにIT化が進んでいく現状では，同様の患者さんがさらに増加することが予想できます．そこで薬局の現場では，このような状況に対して"よりきめ細やかな接遇を心がける"など，さまざまな提案がされています．しかし前述のような患者さんは，より新しい情報を薬剤師から得ることを期待しているのですから，もっとも直接的かつ効果的な対策は，薬剤師が今よりも1ランク，2ランク「上の知識」を身につけることであるはずです．

　しかし，われわれ薬剤師も，薬の知識を添付文書やインタビューフォームあるいは市販されている医療系書籍から得ることが多いのが現実です．そのどれもが患者さんも容易に入手できる情報である現代においては，「上の知識」を得ることは，現場の薬剤師にとって至難であると感じるかもしれません．

　では，「上の知識」はいかにして習得するべきでしょうか？　著者らは，その問題解決の糸口，すなわち患者さんが持っている薬の知識と，われわれ薬剤師が持つべき専門的な薬の知識の差がどこにあるかということの重要な要素の一つとして，"化学構造式を読む"技術に注目しています．このような観点から"薬の化学構造式を読み解くための本"を執筆することにしました．

　本書では，化学構造式の読み方や情報源としての有用性はもちろん，薬の本質的な事項でありながら添付文書には記載されていない，いわば盲点になっている部分などを，化学構造式を"読む"ことをとおして楽しくお伝えしていきたいと思います．そして，薬剤師の皆さまがこれまでとは違った角度から薬を考え，説明できるきっかけになるために少しでもお役に立てればと考えています．

　2013年春

浅井　考介
柴田　奈央

Contents

第1章 化学構造式を"読む"準備

1. 化学構造式を"読む"ことの必要性 …………………………… 2
2. 化学構造式を"読む"ための基本 ……………………………… 7

第2章 基本骨格を読む

1. 基本骨格を薬学管理に活用してみよう！〜その1〜 ………… 14
2. 基本骨格を薬学管理に活用してみよう！〜その2〜 ………… 20
3. 基本骨格から作用機序を推測してみよう！〜その1〜 ……… 26
4. 基本骨格から作用機序を推測してみよう！〜その2〜 ……… 30
5. 基本骨格から相互作用を考えよう！ …………………………… 35
6. 化学構造式からわかる薬と薬の意外な関係!? ………………… 41
7. 類似構造から副作用を予測してみよう！ ……………………… 47
8. 光線過敏症を引き起こす構造とは？ …………………………… 51
9. 化学構造式を変形させて"見よう"！ …………………………… 57
10. 化学構造式を切って"見よう"！ ………………………………… 62
11. 光学活性体とラセミ体 …………………………………………… 68

第3章 置換基を読む

1. 置換基の大きさで作用範囲が決まる!? ………………………… 74
2. 置換基の大きさで作用時間も変わる!? ………………………… 79

3 置換基の大きさで選択性も得られる!? ……………………… 84

4 水素結合の数で排泄経路が変わる!? ……………………… 91

5 水素結合が作用強度へ影響!? ……………………………… 98

6 水素結合の数で経口吸収性を変えることができる!? ……… 105

第4章 部分構造を読む

1 化学構造中の"窒素"と"酸素"の役割 ……………………… 114

2 小さな怪力"フッ素" ………………………………………… 120

3 "塩素"が薬剤に与える個性 ………………………………… 126

4 "スルホンアミド系"薬剤を見極めよう! …………………… 128

5 "エステル系"プロドラッグの効果 ………………………… 132

6 生理活性物質にそっくり!?"カルボン酸" ………………… 138

コラム ①共通の基本骨格をもつ薬剤 ……………………………………………… 19

②なぜ,いまだにラセミ体が多いのか? ………………………………… 71

③置換基1つ分の大きな差〜ペニシリン系とセフェム系 ……………… 78

④化学構造式を読んで国家試験問題を解いてみよう! ……………… 141

付録 主な官能基一覧 ……………………………………………………………… 145

索引 …………………………………………………………………………………… 148

第1章

化学構造式を"読む"準備

1 化学構造式を"読む"ことの必要性

> **プロローグ**
>
> 　たとえば皆さんは，"この薬の知識は大丈夫"と自信をもっている薬剤にもかかわらず，「〜はどうして？」といった基本的な質問を受けてうまく答えられなかったり，返答に困ったりした経験はありませんか？
> 　具体例として，薬剤師ならばおそらく誰もが知っているワルファリンに関する次の質問に対して皆さんはどう答えるかを考えてみてください．
>
> 質問1
> 　「ワルファリンと納豆の組み合わせはどうして悪いの？」
> 　「ワルファリンとビタミンKののみ合わせはどうして悪いの？」
>
> 　おそらくこの質問に対しては，ほとんどの薬剤師が「ワルファリンの効果が減弱するため」とか「ワルファリンの作用とビタミンKの作用が拮抗するから」としっかりと答えることができると思います．
> 　では，その回答に対する次の質問はどうでしょうか？
>
> 質問2
> 　「どうしてその作用は拮抗するの？」
>
> 　いかがでしょう．先ほどの質問のようにしっかりと答えられるでしょうか．もし，うまく答えられないとすればその理由は，その答えとなる説明が添付文書やインタビューフォーム，または市販の書籍などにはっきりと記載されていないからにほかならないでしょう．しかし，これはワルファリンの作用機序を理解するうえでは本質的な部分であり，ワルファリンに関する薬剤師だけがもつべき専門的な「上の知識」であると思います．つまり，このような通常の情報収集では得られない薬剤の本質的部分を知り，情報として提供することが，すでに薬の知識をもっている患者さんに対しても必要な，薬の専門家としての役割の1つなのではないでしょうか．
> 　では，この質問に対し薬剤師として，具体的にどのように考えたらよいでしょう？その手段として化学構造式を活用してみましょう．構造式を活用する理由は多々ありますが，それを語る前にまず実際に，この質問の答えをワルファリンとビタミンKの化学構造式を用いて説明してみます．

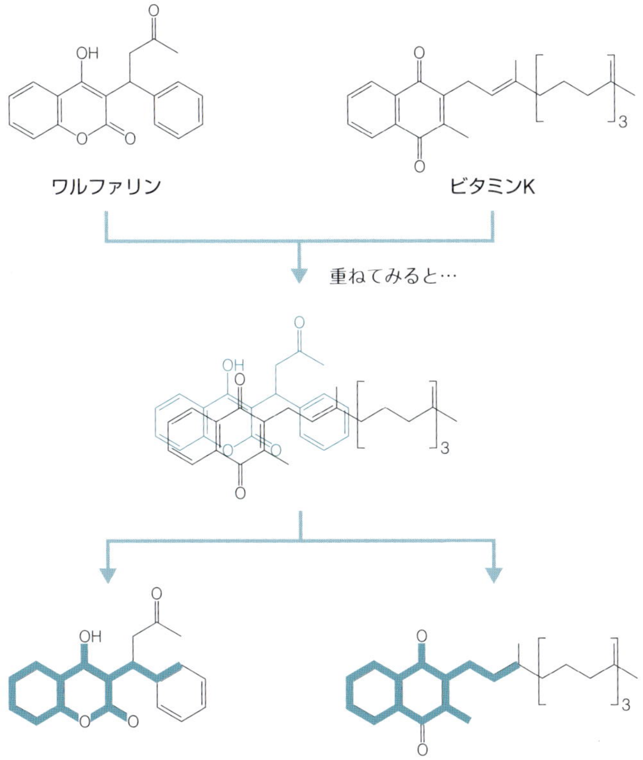

第1章 化学構造式を"読む"準備

図1-1 ワルファリンとビタミンKの化学構造式

化学構造式を活用してみよう！

　早速，ワルファリンとビタミンKの構造式を重ねてみます（**図1-1**）．すると，構造式のなかに重なり合う部分があることがわかるでしょう（**図1-1**中の青線部分）．これは，2つの薬剤間には，互いに類似する構造を有するという共通性が存在することを表しています．この"類似構造を有する共通性"こそが，メカニズムを理解するための非常に重要なカギになります．

　今回の「ワルファリンとビタミンKの拮抗作用」を解説するにあたり，ここでビタミンKの血液凝固系への作用を簡単におさらいしておきましょう．

　ビタミンKの血液凝固系への作用は，ビタミンKがビタミンKキノンレダクターゼという酵素に取り込まれ，活性型ビタミンKに変換されることにより血液凝固因子の補酵素として，その作用を発揮します．

　ここで，ビタミンKがビタミンKキノンレダクターゼに取り込まれる場面において，ビ

3

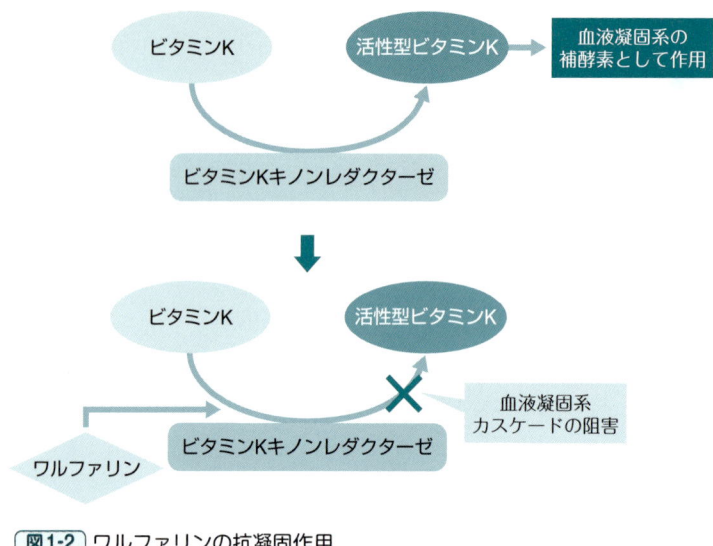

図1-2 ワルファリンの抗凝固作用

タミンKのなかに類似構造を有するワルファリンが混在していたらどうでしょうか．そう，ビタミンKキノンレダクターゼは，このビタミンKと類似構造を有したワルファリンをビタミンKと勘違いして取り込んでしまうのです．その結果，当然，ビタミンKキノンレダクターゼからは活性型ビタミンKは生成されなくなり，凝固系カスケードはこの理由から阻害されるのです（**図1-2**）．

　もう少しわかりやすくするために，ちょっとくだけた例えをしてみます．ガソリンスタンドなどにある自動洗車機を想像してみてください．自動洗車機（ビタミンKキノンレダクターゼ）は，ある大きさに限定される汚れた車（ビタミンK）を取り込み，その車を綺麗な車（活性型ビタミンK）にしてくれます．同じように，類似のサイズ（化学構造）の車（ワルファリン）だから大丈夫だと思いこみ取り込んでみたものの，実はその車のリア部分に大きな飾りが付いていて，そのまま取り込んでしまった結果，サイズオーバーによる破損を起こし故障してしまったとイメージしてもらえばわかりやすいと思います（**図1-3**）．

　もう一言付け加えるなら，ワルファリンの抗凝固作用は48〜72時間なので，壊れた自動洗車機の修理（ビタミンKキノンレダクターゼが再び凝固能を発揮）には2〜3日かかることになります．

　このように化学構造式を使って，ワルファリンの作用機序，つまりビタミンKとの拮抗メカニズムを考えると，わかりやすく感じたのではないでしょうか．

　生体内の酵素や受容体はワルファリンのケースに限らず，同じような形をしたものを間違えて取り込んでしまうということは非常に多く，現在使用されている生体内生理活性物

第1章 化学構造式を"読む"準備

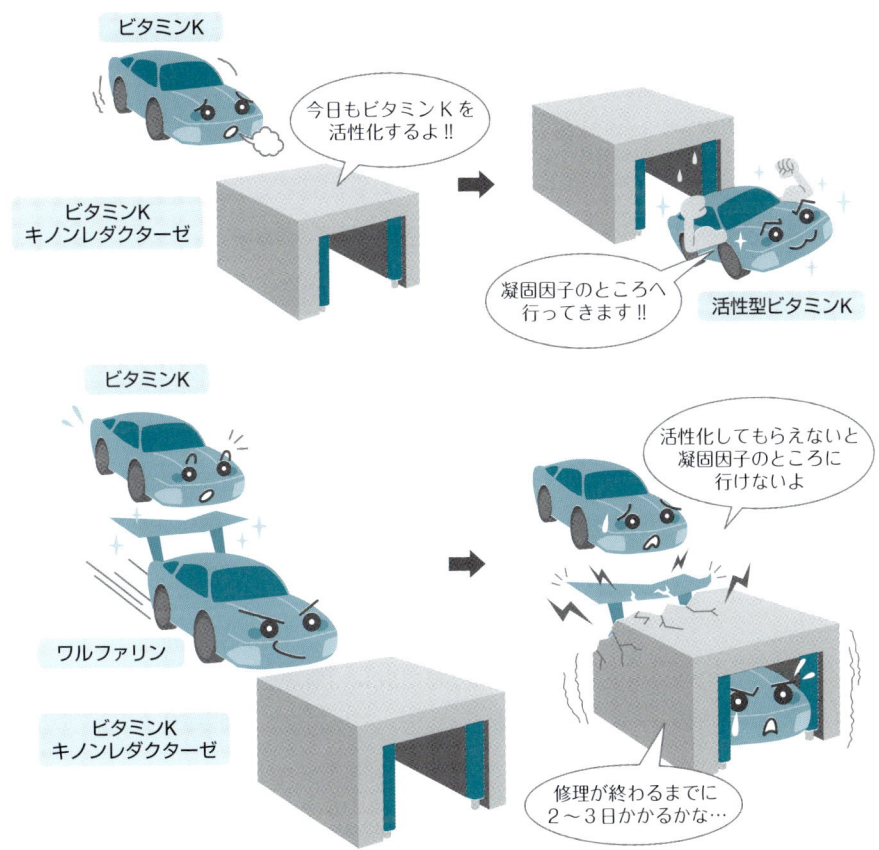

図1-3 ワルファリンの抗凝固作用のイメージ

質を利用した薬剤のほとんどは，この"間違えて取り込んでしまう"という生体内のアバウトな性質を利用した薬剤なのです．そのため，薬の作用メカニズムを考えるうえで，まったく同じではないけどよく似ているという"類似構造を有する共通性"は非常に重要なカギになるのです．そして，この類似構造を見つけることが，化学構造式を"読む"一手法なのです．

このように，化学構造式を用い，薬剤の作用機序や薬物動態などの説明をすると，明確かつ理論的に説明できる場合が多くあります．この理由は，現在，創薬における分子設計や構造活性相関などの研究のなかで，薬剤の安定性や治療への有効性あるいは安全面などは化学構造式レベルで改良されています．そういう意味では，薬剤の化学構造式には，それらの研究成果がすべて表現されているといえます．言い換えれば，化学構造式にはその薬剤の特徴がすべて表れているといっても過言ではありません．そのため，薬の化学構造式を使った説明が明確かつ理論的になるのは必然的なことなのです．

化学構造式を"読む"ためには

　ところで，添付文書上には化学構造式を用いた作用機序などの記載は一切ありませんが，薬剤の化学構造式自体は添付文書の最終ページに必ず記載されているため，われわれ薬剤師はこの化学構造式という情報を得る機会を日常的に得てはいます．しかし，実際の医療現場では「構造式って必要？」「構造式？　意味がわからない」といった否定的な発言をよく耳にすることから，多くの薬剤師にとって，化学構造式という情報は必ずしも重要視されてないのが現状なのでしょう．これは，おそらく「構造式＝大学の有機化学＝亀の甲羅みたいな奴で複雑」→「わからない」という大学教育のなかの有機化学分野に対する苦手意識からくるものではないかと思います．しかし，薬剤と有機化学の知識をリンクさせ，添付文書にもインタビューフォームにも記載されていない薬の理論を医療現場で展開できるのは，"街の化学者"であるわれわれ薬剤師にしか絶対にできない能力であるということを忘れてはいけません．

　また，前述の化学構造式に対し消極的な発言をしている薬剤師に対し，化学構造式を使い作用機序や薬物動態あるいは添付文書に記載されていない本質的部分を，よくよく説明してみると，「そうやって考えるのか」「目から鱗が落ちた」「楽しい」など，これまでと一変した非常に積極的な意見が多く聞かれるのもまた事実です．

　このように，本書では薬の化学構造式を活用する手法をいくつか紹介していこうと考えていますが，それらを読んでいただく際には，"化学構造式＝有機化学は苦手"という先入観を持たずに気軽に読んでいただきたいと思っています．薬の化学構造式を理解することと大学の有機化学の勉強は，まったく別物なのです．薬の化学構造式を理解するうえでは，"〜反応"や"〜メカニズム"を覚える必要なく，また，最低限何かの複雑な構造を覚えないといけないということもありません．まず，薬の化学構造式は"覚えるもの"ではなく"読むもの"という概念をもっていただき，必要な時に添付文書の最終ページを"読んで"いただければよいのです．著者らも今回紹介したワルファリンやビタミンKの構造式をまったく覚えていませんし，だいたい，薬剤の化学構造式を一つひとつ暗記することなんて不可能だと思っています．ですから，薬の化学構造式は，薬剤師にしか読めない"読みもの"であるという認識をまずはもっていただきたいのです．そして，本書で紹介する薬の化学構造式の活用方法を，今よりも1ランク，2ランク「上の知識」を得たいと考えている薬剤師の皆さんの重要なツールの1つに付け加えることができたら幸いです．

2 化学構造式を"読む"ための基本

プロローグ

　前項では薬剤の化学構造式の重要性や利便性，そして化学構造式は覚えるものではなく"読むもの"であることをお伝えしましたが，薬剤の化学構造式に少しは興味をもっていただけましたか？　しかしながら，実際に興味をもち，化学構造式を"読んでみよう"と試みた方のなかには，「具体的に何をどうやって読めばいいの？」と思った方もいるのではないでしょうか．あるいは，実際に薬剤同士の化学構造式の比較をしてみたものの，「何と何を比較すればいいの？」と疑問をもたれた方もいるのではないでしょうか．前項では，化学構造式を"読む"方法を簡単にしか説明しませんでしたが，本項では，薬剤の化学構造式の読み方をもう少し詳しく説明していきます．

基本骨格って何？

　まずは，化学構造式を"読む"ための基本になる，化学構造式の基本構成について解説していきたいと思います．

　実は，薬剤の化学構造式は，非常に単純な構成で成り立っています．多くの薬剤の化学構造式は，基本骨格と呼ばれるものと，その基本骨格から伸びる置換基の，たった2つの要素から構成されています．つまり，ある薬剤の化学構造式を見た時に，その構造式中のどの部分が基本骨格で，どの部分が置換基なのかがわかれば，その化学構造式の基本構成をほぼ理解していると考えてよく，これは，けっして難しいことではありません．それでは，実際に化学構造式の基本骨格と置換基について見ていきましょう．

　初めに基本骨格について説明したいと思います．この基本骨格という言葉は，あまり耳慣れない言葉かもしれません．しかし，この基本骨格を表す言葉を多くの薬剤師は，現場で口にしていることがあります．たとえば，ジヒドロピリジン系（DHP系）やベンゾジアゼピン系（BZ系）といった言葉はどうでしょう？　現場で口にしたことがないにしろ，DHP系ならCa拮抗薬，BZ系ならトランキライザーと，その薬理作用を容易に思い浮かべることができると思います．DHP系やBZ系という言葉は，まさに，DHP骨格，BZ骨格という，その薬剤の基本骨格を表した言葉なのです．

　ここで，代表的なDHP系の薬剤を**図1-4**に示しました．図中に示した薬剤同士の構造

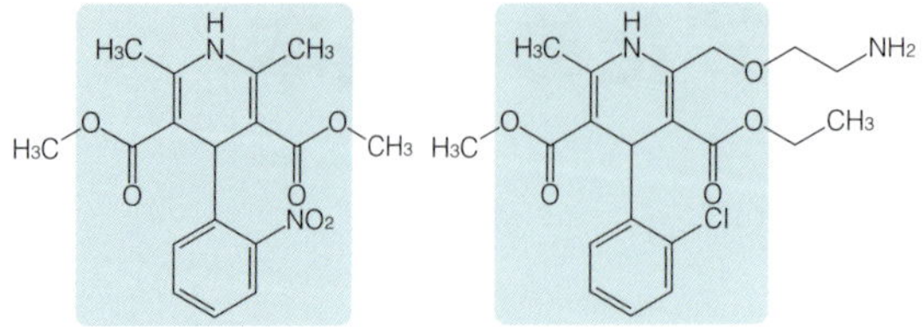

図1-4 代表的なジヒドロピロジン系薬剤（ニフェジピン（アダラート）、アムロジピン（アムロジン、ノルバスク））

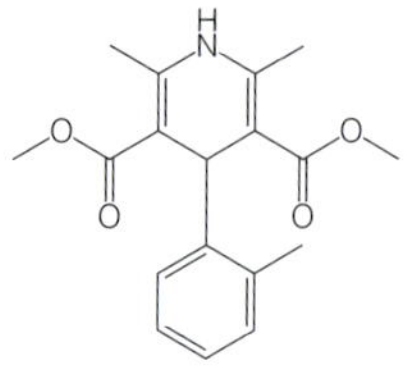

図1-5 ジヒドロピリジン系薬剤の基本骨格

を見比べると，それぞれの化学構造式中に同じ構造を有している部分があるのがわかると思います．わかりやすくするため，その構造のみを抜き出したものを**図1-5**に示します．この化学構造式中の同じ構造こそが，DHP系薬剤の基本骨格なのです．

もう1つ，特徴的な基本骨格をもつ薬剤としてHMG-CoA還元酵素阻害薬，いわゆるスタチン系薬剤についても見てみましょう．スタチン系薬剤はスタチン骨格を有する薬剤ですが，まず代表的なスタチン系薬剤を**図1-6**に示しました．いかがでしょう．その基本骨格を見つけることはできますか？　もうおわかりだとは思いますが，**図1-7**に示した構造がスタチン系薬剤の基本骨格であり，これがスタチン骨格です．

この基本骨格の構造は先ほどのDHP系とは違い，化学構造式全体に対し大きさや形が小さいため，大学の有機化学の授業では，置換基部分として解説されることが多いのですが，あくまでも"薬の化学構造式を読む"という意味では，この化学構造式中の同じ構造こそ，基本骨格なのです．まだまだ，基本骨格を表す化学構造式の例はたくさんありますが，永遠に続いてしまいそうなので，このあたりにしたいと思います．ちなみに，今回の基本骨格の例ではまったく同じ構造をあげましたが，類似した構造の場合もあります．詳しくは第2章「基本骨格を読む」をご覧ください．

以上のことからわかるように，化学構造式中に同じ基本骨格を有する薬剤同士は，同じ薬理作用あるいは同じ作用機序を有しているのです．言い換えれば，基本骨格はその薬剤がもつ薬理作用あるいは作用機序を表現した構造であるといえるのです．

置換基が異なるとどうなるの？

次に置換基についての説明です．薬剤の化学構造式を読むなかでは，置換基は基本骨格に結合し，薬剤の物性や特徴を表す官能基のことを指します．ここで，先ほど，基本骨格で

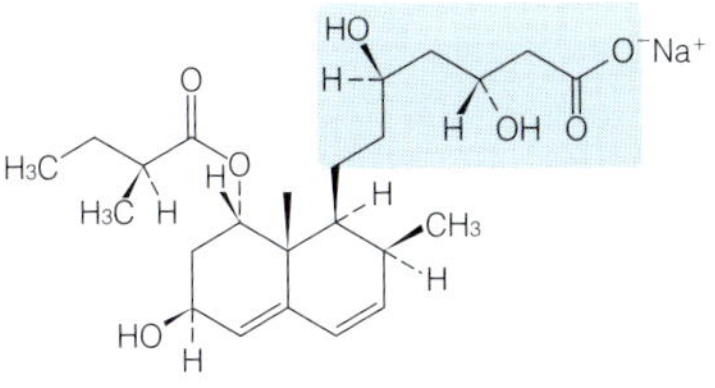

図1-6 代表的なスタチン系薬剤（プラバスタチンナトリウム（メバロチン）、ピタバスタチンカルシウム（リバロ））

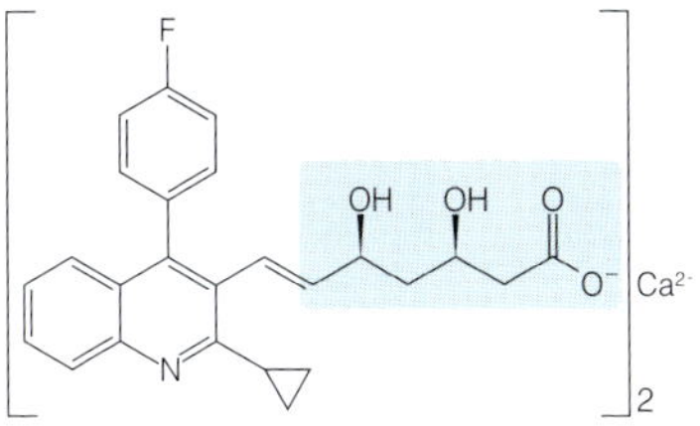

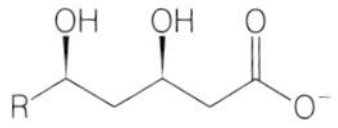

図1-7 スタチン系薬剤の基本骨格（スタチン骨格）

　説明したDHP系薬剤，スタチン系薬剤を例に，その作用持続時間と排泄経路について見てみたいと思います．**表1-1**には**図1-4**のDHP系薬剤の作用持続時間，**表1-2**では**図1-6**のスタチン系薬剤の液性と排泄経路をそれぞれ示しました．

　ごらんのとおり，同じ基本骨格を有する薬剤でも薬物動態には大きな違いがあります．そこで今度は，**図1-4**，**図1-6**のそれぞれの化学構造式を，基本骨格に結合する置換基に注目してその構造を比較すると，薬剤間で大きな違いがあることがわかります．まさにこの置換基の違いが，薬物動態の違いを生み出し，さらには作用時間から，薬理作用の強度にも関係していることが推測できます．同じ基本骨格を有する薬剤間でも，その薬剤が持つ個性を表しているのがこの置換基なのです．

　置換基の役割は多岐にわたります．今回は，置換基とは"その薬剤だけが持つ個性を表わしているもの"という説明にとどめておき，具体的な置換基の種類や役割については，第3章「置換基を読む」で説明していきたいと思います．最終的には，医師からの素朴かつもっとも回答に困る「同じ系統の薬剤なのに，どうしてこの薬剤は腎排泄で，これは肝排泄なの？」といった質問にも，置換基の構造から自信をもって根拠のある回答ができるようになったら，本当に薬剤師らしいと思いませんか？

基本骨格と置換基の関係

　ここまで，化学構造式の基本構成の二大要素である基本骨格と置換基についてそれぞれ説明しました．ここまでの説明で，この2つの要素の関係も何となくおわかりいただけたでしょうか．これまでの話をまとめると，薬剤の化学構造式は大まかに基本骨格と置換基の2つの要素で構成され，基本骨格は薬剤の薬理作用や作用機序を，置換基は薬物動態や薬理効果といったその薬剤の個性を表しているのです．つまり，同じ基本骨格をもち，同

表1-1 ジヒドロピリジン系薬剤の作用持続時間

薬 剤	作用時間
ニフェジピン	3〜4時間
アムロジピン	24時間

表1-2 スタチン系薬剤の排泄経路

薬 剤	液 性	代謝・排泄経路	
		尿 中	糞 中
プラバスタチン	水溶性	13.1〜14.4%	約80%
ピタバスタチン	脂溶性	2%未満	95%以上

じ薬理作用や作用機序を示す薬剤同士であっても,結合する置換基の種類によっては,まったく異なる薬物動態や作用強度を示すのです.

ここで,ちょっとくだけた例えとして,仮にこの世に世紀の大泥棒"怪盗X"がいたとします.基本骨格と置換基の関係は,怪盗X本人と怪盗Xが身にまとう服装で上手く表現することができます.

怪盗Xの仕事は? といわれれば,もちろん大泥棒なのですから,その仕事は泥棒です.ただし,普通のコソ泥と違うのは,あらゆる場所に隠されたお宝を盗むため,その場所に応じた多彩な変装ができるところです.たとえば,国家の機密文書を手に入れたい時には国会議員に,現金を奪う時には現金輸送車の警備員になり,ある時は夜の街でゲイバーのママになりすまし,お客の貴金属を奪い取るなど,この怪盗X(基本骨格)は,泥棒という1つの仕事(薬理作用)を遂行しますが,多種多様な服装(置換基)を身にまとう多彩な変装から,まったく別の人間(異なる薬物動態や作用時間)になることができるのです.しかし,どんなに変装をしようとも,その中身は怪盗Xで,仕事は大泥棒(基本骨格が示す薬理作用)には変わりはないのです(**図1-8**).このような感じでイメージしていただければ,もう少しわかりやすくなるかもしれません.

実際にどうやって活用できるの?

ところでみなさんは,薬剤の分類作業を行うことがしばしばあると思います.その目的は,薬剤の知識を整理するため,医師や患者さんからの問い合わせに回答しやすくするため,あるいは会社の新人薬剤師の教育研修などで資料を作成する場合などいろいろあると思いますが,この分類を皆さんはどのようにしていますか? 添付文書中の効能効果別,あるいは日本標準商品分類番号の薬効分類を利用した分類などさまざまな方法があると思いますが,ぜひ,化学構造式の基本骨格を利用した分類作業も試してみてください.たとえば先ほども例にあげたBZ系の薬剤は,催眠鎮静剤薬剤群のなかの1つの分類ですが,実際にそ

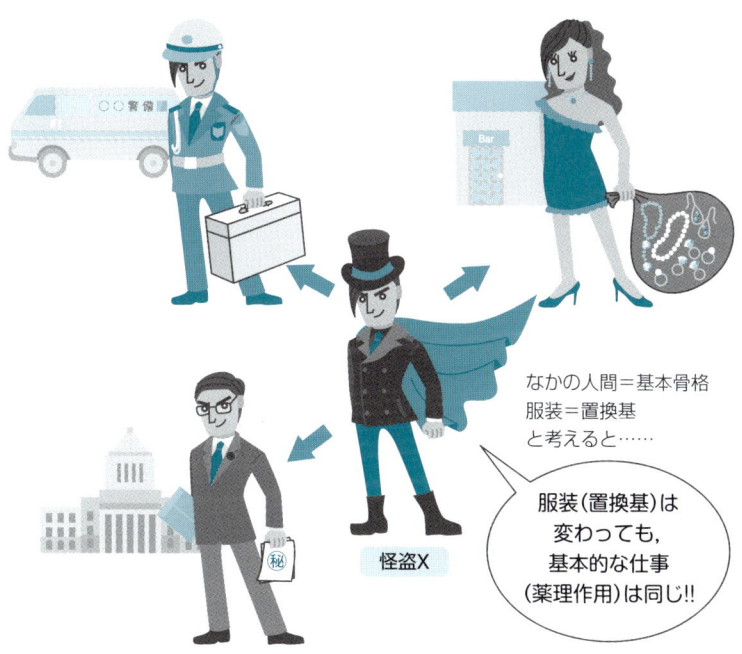

図1-8 基本骨格と置換基の関係のイメージ

の催眠鎮静剤の分類をBZ系,ゾルピデム(マイスリー)などの「非BZ系」,ブロチゾラム(レンドルミン)やエチゾラム(デパス)などの「チエノジアゼピン系」などと化学構造式の基本骨格を利用した分類をすると,その分類による細かな薬理効果の違いも含めた,もう一歩踏み込んだ分類ができると思います.さらに,置換基が表す薬物動態の違いなどに着目すれば,より精密な分類が可能となります.

　本項では薬剤の化学構造式の基本構成について,それぞれの要素の役割とその要素同士の関係について説明しました.「薬剤の化学構造式はたった2つの要素から構成されている」と知っているだけでも,少し気軽に化学構造式を"読める"はずです.ぜひ,試してみてください.

第2章

基本骨格を読む

1 基本骨格を薬学管理に活用してみよう！～その1～

プロローグ

　第1章では多くの薬剤の化学構造式はおおまかに「基本骨格」と「置換基」の2つの要素で構成されていることを説明しましたが，化学構造式を薬剤の新たな情報源として身近な存在に感じられるようになったでしょうか？

　おそらく，まだまだ有機化学に対する苦手意識や抵抗感から化学構造式を読む気になれなかったり，あるいは「化学構造式なんて知る必要はない」と思っている方も多いのではないかと思います．そのような方は，おそらく「そんなもの覚えても，実際に現場で使えるの？」などと現場での化学構造式の有用性に対し，疑問を抱いているのではないでしょうか．確かに化学構造式が読めても，そこから得られる情報や知識が現場で活用できなければ，それはただの化学上の理論で終わってしまい，置換基を見てもただの"木の枝にぶら下がったいも虫"にしか思えないとしても無理はないと思います（図2-1）．

　そこで今回からは，薬剤の化学構造式を今よりももっと"身近な読み物"と感じていただき，さらには，それを少しでも現場で"必要な読み物"として感じていただけるよう，化学構造式から得た情報を，現場で有効に活用する方法を実例とともにお伝えしたいと思います．

クリアナールとムコダインの併用は!?

　ある患者Aさんは，慢性気管支炎のため大学病院へ定期的に通院しています．大学病院からの処方せんは，かかりつけ薬局Bに毎回もってきていました（図2-2）．

　ある日，Aさんがいつもの大学病院からではなく自宅の近隣のクリニックCからの処方せんをもって薬局Bに来ました．クリニックCを受診された理由を伺ってみると，「少し前から調子が悪く，いつもの大学病院は遠く時間もかかるため，よい機会なので一度いつもとは違うお医者さんの話も聞いてみたいと思い受診した」ということでした．その時の処方内容を図2-3に示します．AさんにクリニックCの医師とのやりとりを尋ねました．Aさんはお薬手帳を医師に見せ，「以前からこの薬を服用しているが，最近，調子が今ひとつなのでほかに悪いところはないだろうか」と医師に相談し，診察後，医師からは「いつも服用しているお薬と併用できるお薬を1週間分出しておくので，しっかり併用してみて，調子

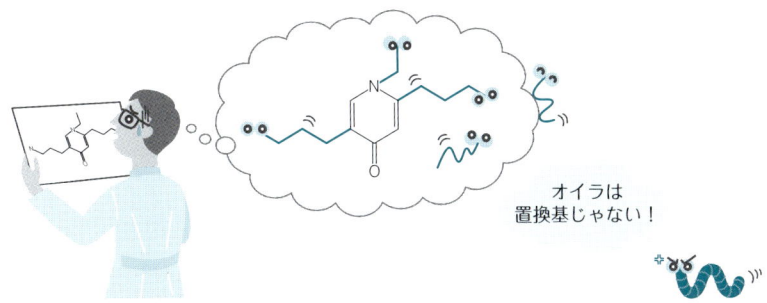

図2-1 木の枝にぶら下がったいも虫

Rp. クリアナール錠200 6錠 1日3回 毎食後 42日分

図2-2 大学病院からの処方内容

Rp. クラリス錠200　　2錠　1日2回　朝夕食後　7日分
　　レフトーゼ錠30　 3錠
　　ムコダイン錠500 3錠　1日3回　毎食後　7日分

図2-3 クリニックCからの処方内容

が悪ければ再度受診してください」というやりとりをしたとのことでした．
　そこで薬局Bの薬剤師はクリニックCの医師に連絡をして次のような提案を行いました．

薬剤師「患者Aさんに処方されたムコダイン錠について伺いたいのですが，他院で処方されているクリアナール錠との併用でよろしいですか？」
医　師「そのつもりですが，何か問題でもありますか？」
薬剤師「クリアナール錠は化学構造上，ムコダイン錠と基本骨格が共通であるため，作用が重複しています」
医　師「それでは，薬剤師からみて何か併用できる薬はありますか」
薬剤師「クリアナール錠とは（化学構造上）まったく違う系統のムコソルバン錠との併用なら，より効果的な組み合わせになると考えられます」
医　師「なるほど．その考え方ならムコソルバン錠との併用のほうがよいかもしれません．そのとおりに変更してください．薬が変更になったことを患者さんにもご説明ください．ご指摘ありがとうございました」

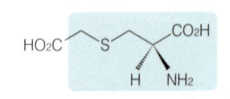 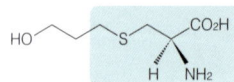 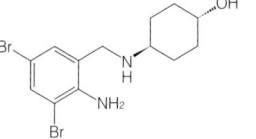

カルボシステイン(ムコダイン)　　フドステイン(クリアナール)　　アンブロキソール(ムコソルバン)

 化学構造式の比較

　このように，いつもと異なる医療機関を受診し，その医療機関からの処方せんをもって来る患者さんは皆さんの現場でも日常的にいらっしゃると思います．そしてその際には当然，かかりつけ薬局としての役割を果たすために，各医療機関から処方されている薬剤の相互作用や重複服用について，注意深くチェックされていることと思います．もし，この実例の薬剤師が皆さん自身だとしたら，どのように判断しますか？

処方変更の理由を構造式から考えてみよう！

　今回の例のポイントは，大学病院から処方されているクリアナール錠200とクリニックCから処方されたムコダイン錠500との去痰薬併用の妥当性です．そこで，この両剤の添付文書中の薬理作用，禁忌，相互作用の項の記載をそれぞれ確認してみると，薬理作用の項では両剤とも同じような内容の記載がされていますが，禁忌や相互作用の項には両剤の併用に関する記載は一切ありません．つまり，添付文書中に両剤の併用に関する記載がないのですから，両剤の併用についての問題はないということになります．また，お薬手帳の記載とAさんの話から，クリニックCの医師も，Aさんの現在の服用薬についての情報は把握していると推定できるので，あえてこの両剤の併用に関しての疑義照会は必要ない，と判断することができ，保険請求上の問題もないだろうと思えます．

　では，なぜ薬局Bの薬剤師はクリアナール錠200の併用薬として，ムコダイン錠500からムコソルバン錠への変更を提案したのでしょうか．その根拠についてそれぞれの化学構造式から考えてみたいと思います．

　図2-4にクリアナール錠200とムコダイン錠500，およびムコソルバン錠15のそれぞれの化学構造式を示しました．もうおわかりかもしれませんね．クリアナール錠200とムコダイン錠500の化学構造式は，置換基に多少の違いはあるものの，その基本骨格はまったく同じ構造であるため（図2-5），この2剤は臨床効果に違いはあっても，その薬理作用や作用機序は同じと考えることができます．

　一般的に薬剤の併用療法では，同じ作用機序を有する2剤の薬剤を併用させるダブル効

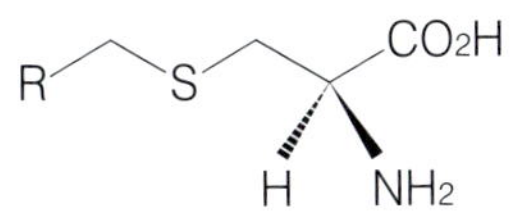

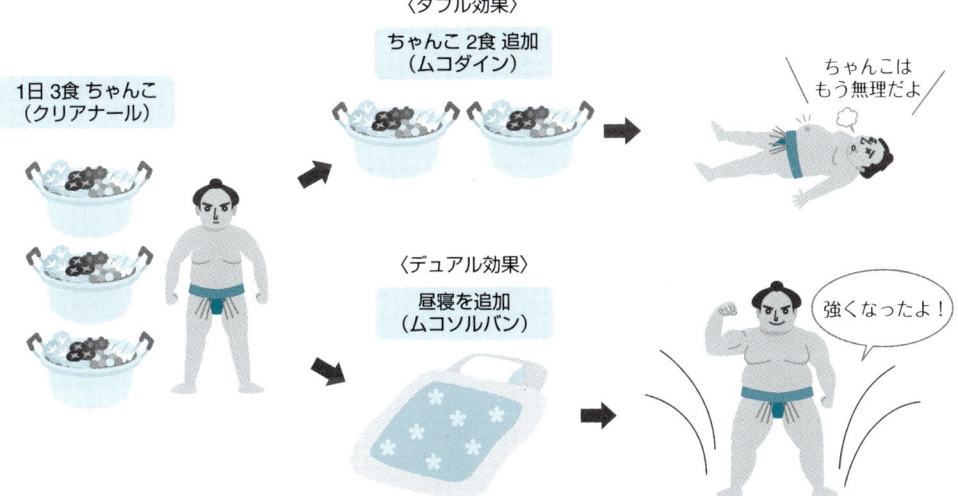

図2-5 ムコダインとクリアナールの基本骨格

図2-6 ダブル効果とデュアル効果のイメージ図

果よりも，異なる作用機序を有した薬剤を併用させるデュアル効果のほうがより治療効果に優れているといわれています．したがって薬局Bの薬剤師は，クリアナール錠200との組み合わせとしてより効果的な治療効果を期待できるのは，同じ基本骨格を有するムコダイン錠500よりも，異なる基本骨格を有したムコソルバン錠であると考えたのです．

　ここでくだけた例えとして，体を大きくすることを目的（治療目的）としている，まだ体の細い新人の力士で考えてみます．その力士は体を大きくするために必要だといわれ，毎日毎日，朝昼夕とちゃんこ鍋（クリアナール錠）を食べていたとします．そしてさらに体を大きくするために，今日から特別メニューだといわれ，違う味のちゃんこ鍋（ムコダイン錠）が2回追加されました．しかし，これでは1日5回の食事となり，たとえ味が違ってもちゃんこ鍋はちゃんこ鍋ですから，さすがに気分も滅入ってしまい，なかなか食事が進まず体づくりも上手くいかないですよね．このような時，ちゃんこ鍋を追加するのではなく，体を大きくする別の手段である昼寝（ムコソルバン錠）を追加すれば，より効率的に体づくりが進んでいくはずです（図2-6）．

構造式を覚える必要はない!?

　今回の実例は，添付文書中の文章だけではなく，最終ページに記載された薬剤の化学構造式を読み，その情報から処方解析を行ったからこそ，より治療効果の高い治療計画を医師に直接提案することができた例だといえます．

　ところで，このような事例を紹介すると，「現場の忙しい時に，毎回，構造式を確認するのは不可能」「構造式は記憶しておかないといけないのか？」などのご意見，ご質問をよくいただきます．しかし，前にも述べましたが，実は著者らも構造式を覚えていません．ただ，添付文書を見た時には必ず構造式も見るようにしています．そして場合によっては，似たような薬などとも比較するようにしています．

　今回の実例の薬剤師は，クリアナール，ムコダインの基本骨格自体は覚えていませんでしたが，以前に添付文書を見た時の記憶として「何となく似た形をしていた」程度のイメージはもっていました．このような併用の場合，現場の薬剤師は少なくとも添付文書の相互作用の項は必ず確認するので，そのついでに最終ページの構造式を見ることにより，前述のような経緯で処方変更を提案したのです．

　このように，添付文書を見たついでに構造式を見るのならばさほど時間もとられず，通常業務にも十分取り入れることが可能だと思います．調剤薬局の現場の薬剤師は，普段から頻繁に添付文書を見ているので，そのついでに構造式も見ることを習慣にすることが重要です．

　化学構造式を見る時には，前述のように，まず基本骨格を見つけてください．特に今回の実例のような数剤を比較する場合は，共通の構造を見つけるとイメージが残ります．この時，構造式自体を覚える必要はなく，「これとこれは似ていた」「これはまったく違った」程度の印象が残ればよいのです．あとは必要時に添付文書を見るついでに構造式も見るだけで，今回の実例で紹介したように現場で使えるツールになります．

　添付文書は薬剤師だけが使用する薬剤の情報源ではありません．医師や看護師といった他の医療従事者も，当然，すぐ手の届く場所にある状況です．したがって，添付文書の文章をただ読むだけでは，薬剤師がその専門性を発揮するには限界があるように感じます．

　しかし，薬剤師が薬剤の化学構造式を読み，添付文書の文章だけではない切り口から情報を医療現場に提供できれば，そこには薬剤師の専門性を大いに発揮する可能性を秘めていると思います．その意味で薬剤の化学構造式は，薬剤師が専門性を発揮するために必要な情報源の1つになり得るのです．そして何よりも，化学構造式を読み解くことでしか得られない知識と情報を医療現場に発信することは，おそらく"街の化学者"である薬剤師にしかできないことだと思います．

Column 1

共通の基本骨格をもつ薬剤

　本編のムコダイン錠とクリアナール錠のようにまったく同じ構造の基本骨格をもち，添付文書の薬理作用の項にも同じような内容（ただし，完全に同じとは判断できない）が記載されていながら，禁忌や相互作用の項には併用に関する記載がない薬剤同士はまだまだたくさんあります．たとえば，去痰薬のアンブロキソール（ムコソルバン）とブロムヘキシン（ビソルボン），抗アレルギー薬のエバスチン（エバステル）とベポタスチン（タリオン）などもその例にあげられます．

　また，ミアンセリン（テトラミド：四環系抗うつ薬）とミルタザピン（リフレックス：ノルアドレナリン・セロトニン作動性抗うつ薬；NaSSA）のように，ほとんど同じ基本骨格を有しながらも一般的な薬剤の分類では異なる系統に属している薬剤もあり，非常に興味深いところではないでしょうか．

　処方鑑査や疑義照会の際に，またはさまざまな情報発信の場面で，この"基本骨格の類似性"という薬剤情報を役立ててみてはいかがですか．

アンブロキソール（ムコソルバン）　　　　　　ブロムヘキシン（ビソルボン）

ベポタスチン（タリオン）　　　　　　　　　　エバスチン（エバステル）

ミアンセリン（テトラミド）　　　　　　　　　ミルタザピン（リフレックス）

2 基本骨格を薬学管理に活用してみよう！～その2～

プロローグ

　前項では，実際に薬剤の化学構造式を現場で活用した実例を紹介しました．化学構造式からの情報抽出，あるいはほかの医療従事者や患者さんへの情報提供など，皆さんも調剤の現場で化学構造式を活用するイメージが少しずつ湧いてきたのではないでしょうか．「そうやって活用できるのか！」と驚いている方も多いはずです．本項ではさらにもう1つ，"添付文書には記載されていない隠れた禁忌薬剤"をテーマに，化学構造式を活用した実例で皆さんに驚いてもらいたいと思います．

エホチールとリズミック，どちらを選ぶ？

　ある日の業務中，クリニックAの医師から次のような問い合わせがありました．

医師「そちらの薬局で，メトリジンに過敏症既往歴をもつ患者さんでも服用できる昇圧剤を，何か置いていますか？」

　問い合わせを受けた薬剤師Bの薬局には，ミドドリン（メトリジン）以外の昇圧剤はエチレフリン（エホチール）とアメジニウム（リズミック）の2種類を備蓄していました．しかし，薬剤師Bは迷うことなくリズミックを医師に提案しました．すると医師から「リズミックは大丈夫なのですね？」と改めて確認されたため，薬剤師Bはリズミックを提案した理由を次のように答えました．

薬剤師B「リズミックの化学構造はメトリジンの構造とまったく違った形をしているため，メトリジンに対する抗原性はリズミックにはあてはまらないと考えられます．」

　このやりとりのあと，しばらくして患者CさんがクリニックAからの処方せんをもち，薬剤師Bの薬局に来局されました．その処方内容は図2-7のとおりです．

　この処方内容から先ほどの問い合わせはCさんのことだとすぐに気づき，薬剤師BはC

```
Rp.  リズミック錠10    1回1錠（1日2錠）
                      1日2回　朝夕食後　7日分
```

 患者Cさんの処方内容

さんに今回受診した理由などについて伺いました．

　Cさん「いつもはクリニックDに通院しています．クリニックDでは低血圧で体が疲れやすいため，補中益気湯という漢方薬を処方され服用していますが，なかなか症状がよくならないので今回はクリニックAを受診することにしました．」

　そして，メトリジンで過敏症を起こした時のことを次のようにお話しされました．

　Cさん「初めはメトリジンというお薬を処方していただきました．ところが服用したあと蕁麻疹が出てしまいました．そのときは体調が悪かった影響だと思い，もう一度服用しましたが，やはり蕁麻疹が出てしまいました．医師に相談したところ，『この系統の薬剤はCさんの体質に合わないのかもしれません．治療方針を変え，疲れやすい体質そのものを改善していきましょう』といわれ，それから漢方薬をずっと服用しています．」

　この後，薬剤師Bは服薬指導をする際，今日処方されたリズミックはメトリジンで過敏症を起こした患者さんでも安心して服用できる薬剤であることを十分に説明しました．まだ不安な表情が残るCさんでしたが，「とりあえず服用してみる．」と帰宅しました．

　その1週間後，Cさんは再びクリニックAからの処方せんをもって来局されました．処方内容は1週間前とまったく同じリズミックが処方されており，投与日数のみが28日分に変更されていました．Cさんは以前とは違う明るい表情で「この薬は大丈夫でした．以前とは比べものにならないほど体調がよくなり，自分の体質に合った薬があって本当に助かりました．」と嬉しそうな表情を浮かべてお話をされ，今では調子が悪くなりそうな時に服用するだけで，十分に体調管理ができているそうです．

リズミックを選んだ根拠は？

　さて，今回のケースで問題になるのは，特定の薬剤に過敏症既往歴をもつ患者さんへの薬物治療に対し，同じ効能・効果をもつ薬剤群のなかからどの薬剤を選択したらよいのか？というところです．薬剤の添付文書には，同じ薬効群の薬剤に過敏症既往歴をもつ場合についての記載がないことが多くあります．

　これでは先ほどの医師からの問い合わせについて，何を見てどのような基準から答えを見つけだしたらよいのか，すぐにはわかりません．逆に添付文書に記載がないことを根拠に，どちらかの薬剤をあてずっぽうに答えたとしてもけっして間違った答えとはいえない，ともいえます．しかし，そうはいっても薬の専門家として，あいまいな返答をするのは避けたいものです．だからといって「調べて，後ほど折り返しご連絡します」という返答は，患者さんを目の前にした医師の立場からしてみれば，とても満足のいく答えとはいえませ

ん．そもそも医師も添付文書に記載されていないからこそ，薬の専門家である薬剤師からの情報提供を期待しているはずです．そして，この期待に答えるためにも，やはり薬剤師として，誰もが納得のできる根拠ある答えをしっかりとお伝えしたいものです．

　ではいかにして，その答えを導き出したらよいのでしょうか．そこで，薬剤師Bが迷うことなく「リズミック」と答えたその根拠について考えてみます．

薬剤過敏症のメカニズム

　薬剤過敏症は生体内で薬剤を抗原とする過剰な抗原抗体反応により引き起こされます．一般的に抗原抗体反応を引き起こす大きな要因は，抗原となる物質の形が生体内にとって非自己と認識されるところにあります．これはもちろん薬剤過敏症も例外ではありません．ここでは抗原である薬剤の形が非自己と認識されることによって引き起こされますが，この場合の"薬剤の形"とは"化学構造の形"を指します．つまり薬剤過敏症では，薬剤の化学構造の形によって抗原性が左右されることになり，したがって過敏症を誘発する薬剤の化学構造と同じような形を有している薬剤は，たとえ異なる薬剤群に分類される薬剤同士であったとしても，過敏症を引き起こす可能性は非常に高いと考えることができます．

　現に化学構造の形から得られる情報から，同じ薬剤群だけではなくほかの薬剤群の薬剤に過敏症既往歴をもつ患者さんに対してまで，添付文書中で注意喚起を促している薬剤もあります．その1つがペニシリン系抗菌薬です．**図2-8**に示した添付文書の抜粋はペニシリン系抗菌薬の代表的な薬剤，アモキシシリン（サワシリンなど）のものです．

　では実際に，添付文書に記載されるような情報を本当に化学構造から得ることができるのかを確認してみましょう．**図2-9**，**2-10**にはそれぞれ代表的なペニシリン系抗菌薬であるバカンピシリン（ペングッド）とアモキシシリンの化学構造式を示しました．ご覧のとおり，両薬剤の構造は類似していますので，ほとんどの方が添付文書に記載された禁忌事項の内容に納得できることでしょう．しかしなかには，厳密にはこれらの構造は一致していないのだからと，納得できない方もいるかもしれません．しかし，生体内に存在する受容体や酵素といった生体内生理活性物質が非常にアバウトな性質をもっていることを思いだしてください．抗原抗体反応を引き起こす抗体も酵素の一種ですから，当然アバウトな性質をもっているはずです．ですから，細部にわたる1つ1つの置換基の大きさや形に着目するのではなく，その構造を主に形づくる基本骨格に着目してみることが大切です．すると図に示すペニシリン系抗菌薬のそれぞれの化学構造式中には，まったく同じ構造である基本骨格（**図2-11**）が存在していることがわかるはずです．

【禁　忌（次の患者には投与しないこと）】
(1)本剤の成分によるショックの既往歴のある患者
(2)伝染性単核症の患者［発疹の発現頻度を高めるおそれがある。］

【原則禁忌（次の患者には投与しないことを原則とするが、特に必要とする場合には慎重に投与すること）】
本剤の成分又はペニシリン系抗生物質に対し、過敏症の既往歴のある患者

【使用上の注意】
1. 慎重投与（次の患者には慎重に投与すること）
(1)セフェム系抗生物質に対し、過敏症の既往歴のある患者
(2)本人又は両親、兄弟に気管支喘息、発疹、蕁麻疹等のアレルギー症状を起こしやすい体質を有する患者
(3)高度の腎障害のある患者（〈用法・用量に関連する使用上の注意〉及び「薬物動態」の項参照）
(4)経口摂取の不良な患者又は非経口栄養の患者、全

図2-8　サワシリンの禁忌、慎重投与事項

（サワシリン®医療用医薬品添付文書より抜粋）

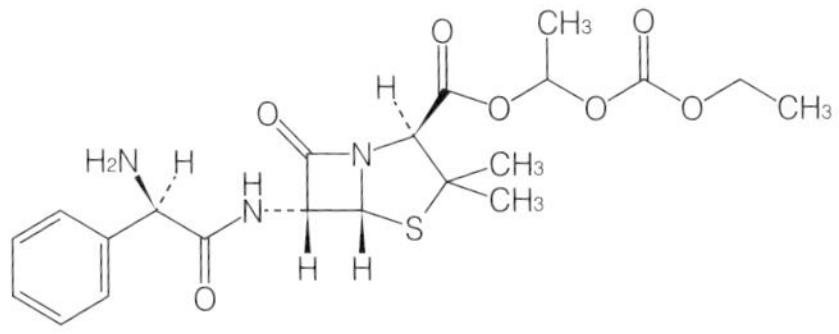

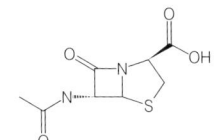

図2-9　バカンピシリン(ペングッド)の化学構造

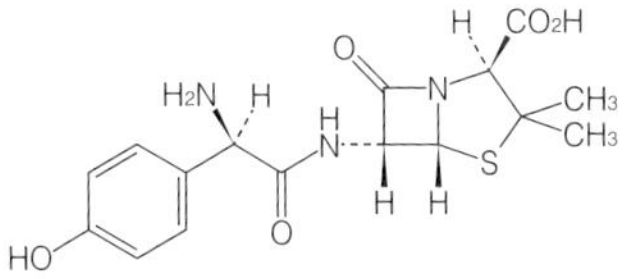

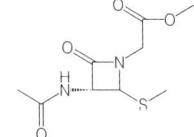

図2-10　アモキシシリン(サワシリン)の化学構造

図2-11　ペニシリン系抗菌薬の基本骨格

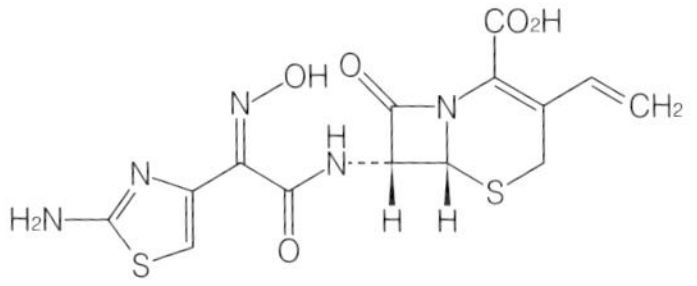

図2-12　セフジニル(セフゾン)の化学構造

図2-13　ペニシリン系抗菌薬、セフェム系抗菌薬に共通の基本骨格

　次にペニシリン系とは異なる薬剤群である、セフェム系抗菌薬のセフジニル(セフゾン)の化学構造式を見てみます。図2-12に示した化学構造式からもわかるように、これらの構造はペニシリン系抗菌薬に比べて少し形が変わっているため、一見、異種の構造に見えるかもしれません。しかし、先ほどと同じように基本骨格に着目すれば、両者は非常に類似した構造であることは一目瞭然です（図2-13）。これだけ似ている両者なのですから、アバウトな性質をもつ抗体がセフェム系抗菌薬をペニシリン系抗菌薬と勘違いして異物と認識してしまう、いわゆる交差抗原抗体反応を起こしてしまうのも納得できることと思います。これは、抗体という軍隊にペニシリン系抗菌薬に対する攻撃命令が下っていると考えれば想像が膨らむかもしれません。この命令の標的は非常に簡単な情報（基本骨格部分）

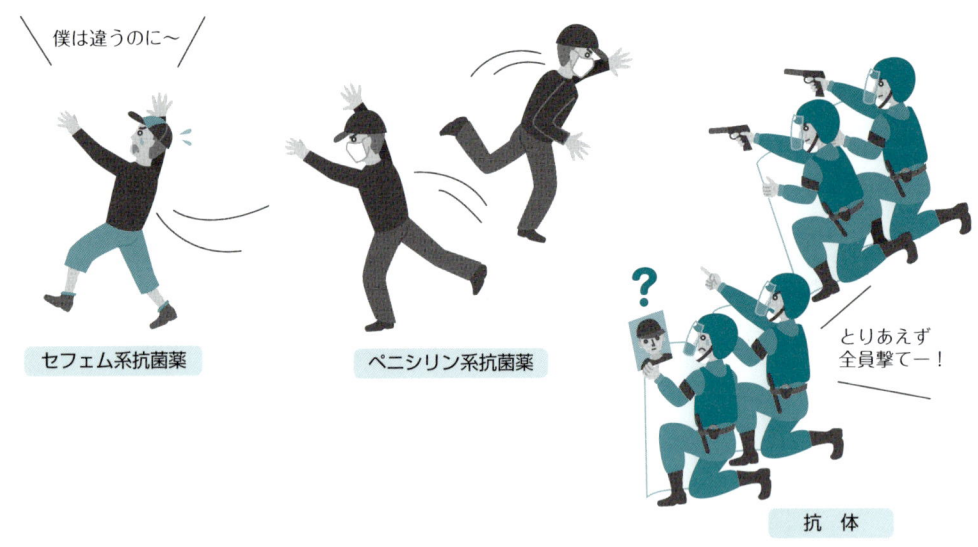

図2-14 交差抗原抗体反応のイメージ

のみで伝えられています．そのため，この軍隊はペニシリン系抗菌薬に似た骨格をもつ薬剤をすべて攻撃してしまいます（図2-14）．

このように薬剤過敏症と化学構造とを関連づけ，"化学構造の形は基本骨格"と考えると，アモキシシリンの添付文書に記載された，禁忌事項および慎重投与事項を非常にうまく説明することができます．

リズミックと他の昇圧剤を比較してみると

"化学構造の形は基本骨格"．これさえ理解できていれば，薬剤師Bが「リズミック」と答えた根拠も明快に理解できるはずです．図2-15にはそれぞれメトリジン，エホチール，そしてリズミックの化学構造式を示しました．メトリジンとリズミックの化学構造式は誰が見ても「まったく似ていない」と感じ，メトリジンとエホチールの構造式では「そっくり」という印象をもつことでしょう．つまり，メトリジンに対して過敏症既往歴をもつCさんについては，同じ基本骨格をもつエホチールを服用するよりは，リズミックを服用したほうが過敏症を引き起こすリスクはきわめて低いと予測できたのです．これこそが，薬剤師Bが迷わずリズミックを選択した理由であり，その根拠は"基本骨格"にあったのです．

メトリジンとエホチールの両剤は同一薬効群に分類され，構造中に同じ基本骨格をもつ関係にあります．この要素はペニシリン系抗菌薬の添付文書に記載される禁忌事項の理由

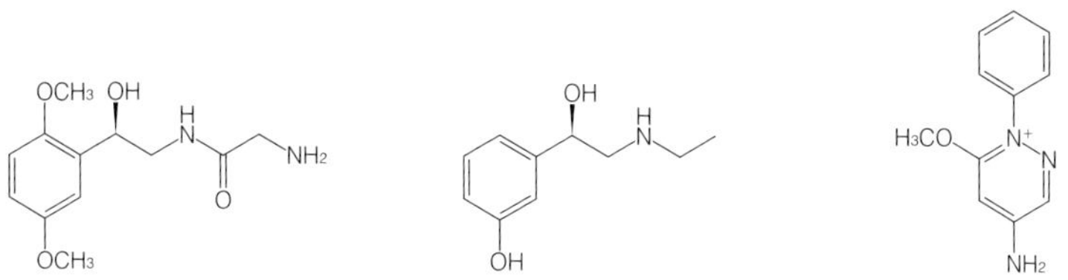

図2-15 昇圧剤の化学構造の比較

ミドドリン*（メトリジン）　エチレフリン（エホチール）　アメジニウム（リズミック）

＊ミドドリンは，生体内で活性化体へ変換され薬理作用を発揮するプロドラッグです．しかし，プロドラッグ体，活性体のどちらも抗原性をもっているので，ここでは添付文書の記載通りプロドラッグ体を掲載しています．

と何ら違いはないはずです．そういう意味で両剤のこの関係は，添付文書に記載はされていませんが，非常に重大な意味をもちます．そしてこのような情報も，以前から皆さんにお伝えしている"添付文書を見たついでに構造式も見る"ことで簡単に気づくことができます．こうして得た，"昇圧剤のなかでリズミックだけは違う形だった"という印象だけで，患者さんにとってもっとも安全かつ高い治療効果を期待できる薬剤を，理論的な根拠とともに直接提案することができるのです．

　われわれ薬剤師が，現場でふと考え，迷ってしまう問題に直面した時，もしかしたら化学構造式という情報源は"活用できる情報源"ではなく，"活用すべき情報源"なのかもしれません．とりわけ今回のように添付文書に記載されていない，いわば隠れた禁忌薬剤を回避するための唯一の情報源は，驚くことに化学構造式だけだったはずです．

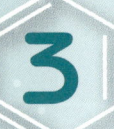

3 基本骨格から作用機序を推測してみよう！〜その1〜

プロローグ

ここまで，基本骨格と置換基の一つひとつの存在を理解することは，薬剤の化学構造式全体を読むための近道になるとお伝えしてきました．ただ，基本骨格や置換基を理解するというのは，その構造式を覚えるという意味ではなく，それらが薬剤についてのどんな情報を表しているのかを理解するということです．

たとえば，皆さんは現場で新しく薬剤が採用された時に，まず初めにその薬剤の薬理作用や作用機序を確認すると思います．ここで，ついでに化学構造式を見る時，薬理作用や作用機序と同じように，優先して理解していただきたいのは，2つの構成部分のなかでも特に基本骨格です．なぜなら基本骨格は，単に同じ薬理作用や作用機序をもつ薬剤の目印として役立つだけではなく，そのほかにも薬剤のさまざまな情報を示してくれる重要な要素でもあるからです．本項では基本骨格の構造がどのように薬剤の薬理作用や作用機序を表しているのか，そのわかりやすい例としてβ遮断薬を紹介します．

 β遮断薬はなぜβ受容体遮断作用を発揮するのか？

おそらく皆さんは，β遮断薬の薬理作用や作用機序について質問されれば，β_1，β_2受容体に対する選択性や内因性交感神経刺激作用の有無はあるにせよ，簡単にいえば「アドレナリン性β受容体遮断作用」と答えられることと思います．では「なぜβ遮断薬はアドレナリン性β受容体遮断作用を発揮するのか？」という質問はどうでしょう．うまく答えることはできますか？ β遮断薬の基本骨格から，この答えを考えてみましょう．

図2-16に，代表的なβ遮断薬の化学構造式を示しました．それぞれの化学構造式を見比べればわかるように，図2-17に示した構造がβ遮断薬の基本骨格です．さて，「なぜβ遮断薬はアドレナリン性β受容体遮断作用を発揮するのか？」という質問の答えを，β遮断薬の基本骨格構造と，アドレナリンの化学構造式（図2-18）を比較して解き明かしていきましょう．両者の構造は一見，同じように見えますが，2つの構造式を並べて比較するとその違いは明らかです（図2-19）．ご覧のように，β遮断薬のほうが－OCH_2－（メチレンオキシ基）の部分の構造だけ少し大きくなっています．全体の構造に対し，この部分だけ大きいということがβ遮断薬の作用を発揮するためには絶対に不可欠です．

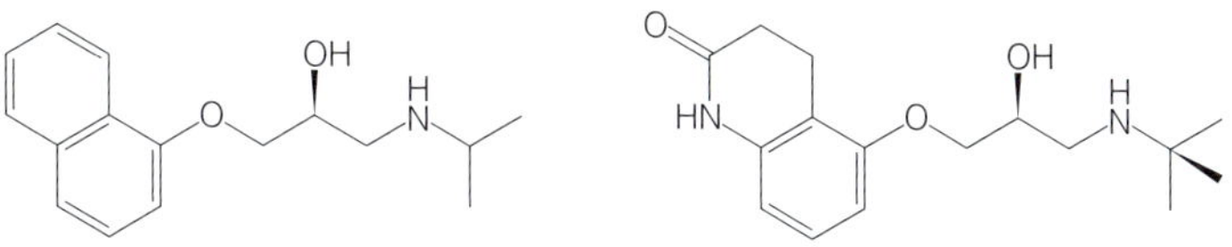

図2-16 代表的なβ遮断薬の化学構造

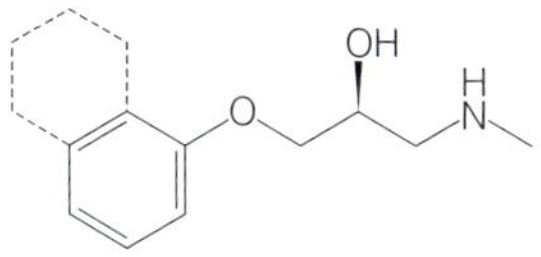

プロプラノロール（インデラル）　　カルテオロール（ミケラン）

図2-17 β遮断薬の基本骨格

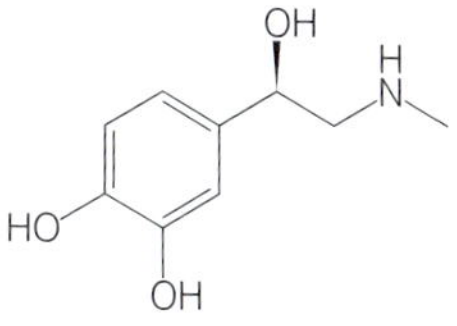

図2-18 アドレナリンの化学構造

アドレナリン

β遮断薬

メチレンオキシ基の分だけ
アドレナリンより長い

重ねてみると…

β遮断薬のほうが少しだけ
大きい構造になる!!

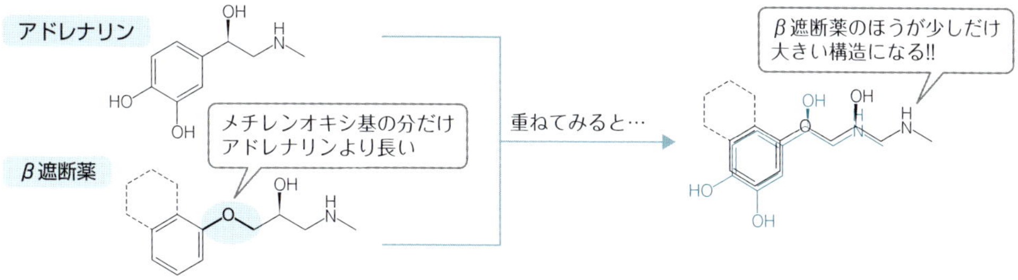

図2-19 β遮断薬とアドレナリンの化学構造の比較

　前述のように，生体内の酵素や受容体には，生体内生理活性物質と類似の化学構造を有する薬剤を間違えて取り込んでしまう，非常にアバウトな性質があります．実はβ遮断薬の作用も，この生体内受容体のアバウトな性質を利用したものなのです．つまり，本来β受容体には生体機能維持のためアドレナリンが結合しますが，β受容体の性質がアバウトなばかりにアドレナリンの化学構造と類似する基本骨格をもつβ遮断薬が受容体に近づいてくると，これをアドレナリンだと間違えて取り込んでしまうのです．しかし取り込まれたものの，β遮断薬の化学構造はアドレナリンの構造より長く大きいため，受容体中の活性部位までは入り込むことができず作用を発現できないどころか，逆にアドレナリンを結合させない，遮断するためのただの"フタ"になってしまうのです（図2-20）．

　すなわち，「なぜβ遮断薬はアドレナリン性β受容体遮断作用を発揮するのか？」という質問の答えは「β遮断薬の基本骨格がアドレナリンの構造よりも少し大きいから」ということになります．きっと，現場でこんな答えを出したらみんな目を丸くしちゃいますよね．で

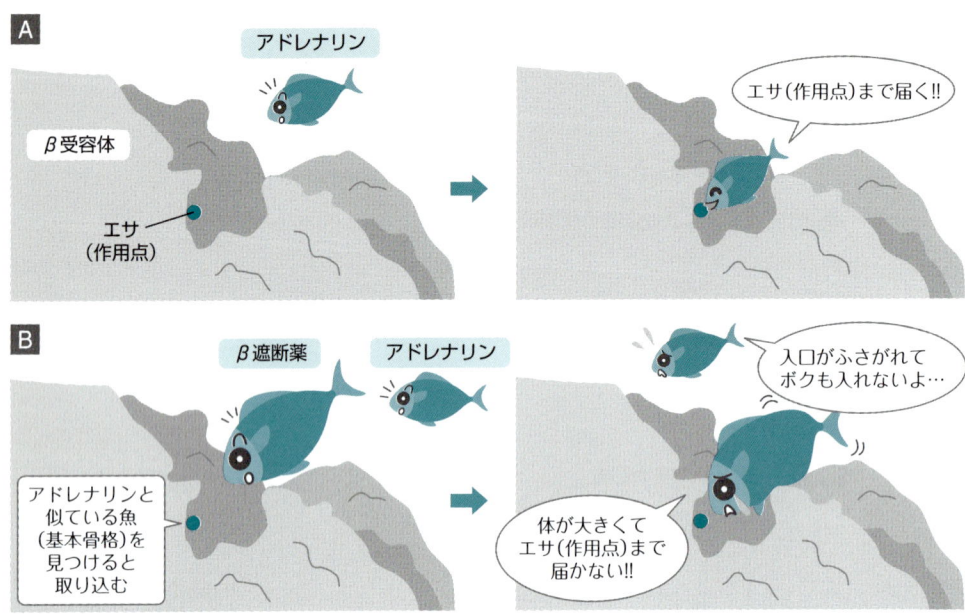

図2-20 β受容体遮断作用のイメージ

もこの答えは，β遮断薬の薬理作用や作用機序を理解するうえでは非常に明快かつ理論的であると思いませんか．

交感神経刺激薬はなぜ昇圧作用を示すのか？

さあ皆さん，だんだん頭が痛くなってきたころだと思います．ここで，皆さんに１つ簡単な問題です．

先ほどはβ遮断薬の基本骨格について説明しました．では，そのまったく逆の薬理作用を有する交感神経刺激薬，いわゆる昇圧剤として現場で使われる薬剤は，どうして交感神経を刺激して昇圧作用を示すのでしょうか？

図2-21に代表的な交感神経刺激薬の化学構造を示しました．生体内における交感神経ホルモンといえば，やはりアドレナリンです．そのアドレナリンと図2-21の薬剤の化学構造式を比べてください．もう，おわかりですよね．答えは「交感神経刺激薬，いわゆる昇圧剤は，化学構造式中の基本骨格がアドレナリンそのものだから」です．

このように，薬剤の基本骨格の構造は，単に同じ薬理作用や作用機序をもつ薬剤の目印としての役割だけではなく，薬剤がもつ薬理作用や作用機序の本質的な部分をしっかりと

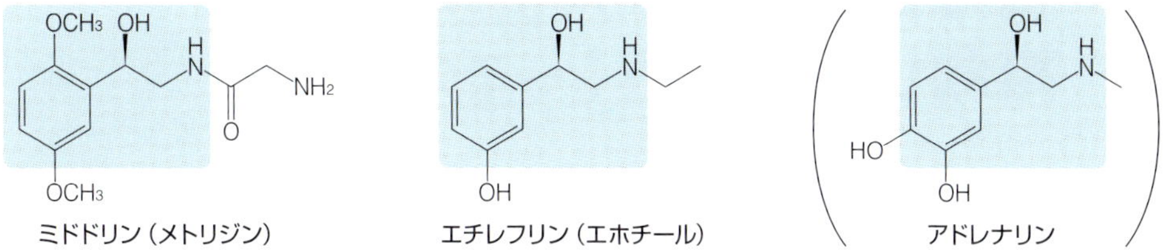

図2-21 代表的な交感神経刺激薬の化学構造

表しています．そして，薬剤師がこの基本骨格の構造を読み，薬剤の薬理作用や作用機序に対するより深い知識を身につけることは，やがて薬剤へのさらなる自信へとつながり，その知識と自信は，きっと，さらにキメ細やかな患者さんへの服薬説明や医師への情報提供として反映されていくはずです．

4 基本骨格から作用機序を推測してみよう！〜その2〜

プロローグ

　前項で説明したように化学構造式の基本骨格には，薬剤がもつ薬理作用や作用機序の本質的な部分がしっかりと表されています．しかし，たった1例だけでは，まだ，半信半疑のことでしょう．そこで本項でも引き続き，これまで気づくことのなかった薬剤の本質に基本骨格から迫ってみましょう．

　現在，日本人の死亡原因では，心疾患や脳血管障害などの生活習慣病にかかわる疾患が多くの割合を占めています．特に，糖尿病とそれらの疾患との因果関係は非常に密接であることが知られています．糖尿病の治療では薬物療法が中心となるので，薬剤師にはより詳しく正確な薬剤の情報収集・説明が求められます．本項ではそのような糖尿病治療薬のなかから，α-グルコシダーゼ阻害薬（以下，α-GI）を取り上げます．

α-GIの作用機序

　α-GIは，摂取した糖質の単糖への分解・吸収を遅らせ，食後の急激な血糖上昇を抑える薬理効果をもちます．インスリン分泌量の少ない体質の日本人にとっては非常に有効な薬剤として位置づけられています．

　ではなぜ，α-GIは糖質の単糖への分解・吸収を遅らせることができるのでしょうか？　おそらく，この質問には多くの薬剤師が「α-グルコシダーゼを阻害するから．」と答えられると思います．では次に，「なぜ，α-GIはα-グルコシダーゼを阻害することができるのでしょうか？」という質問にはどうでしょうか．うまく答えることができますか？　その答えこそα-GIの本質ではないかと思います．

　通常，多糖類や二糖類といった糖質から単糖への分解は，小腸粘膜上皮細胞に存在するα-グルコシダーゼが糖質の末端部分を標的にし，その糖のα-グリコシド結合を切断することにより進んでいきます（**図2-22**）．たとえば二糖類のマルトースでは，α-グルコシダーゼがグルコースとα-グリコシド結合部分を認識し，そのα-グリコシド結合を切断することにより2つのD-グルコースへと分解することになります（**図2-23**）．

　ここで，生体内の受容体や酵素がアバウトな性質をもっていることを思いだしてくださ

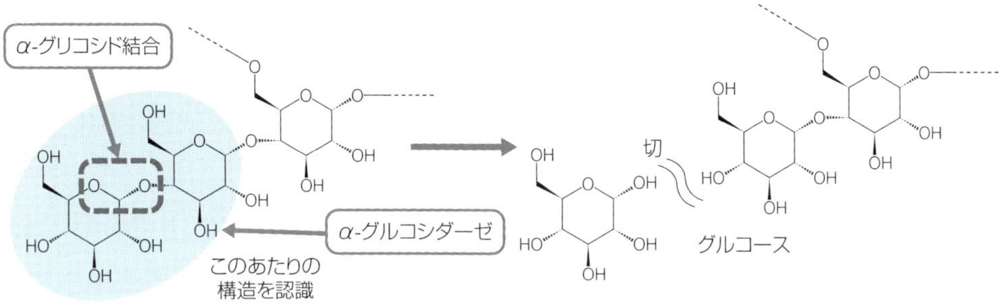

図2-22 α-グルコシダーゼによる糖類分解のイメージ

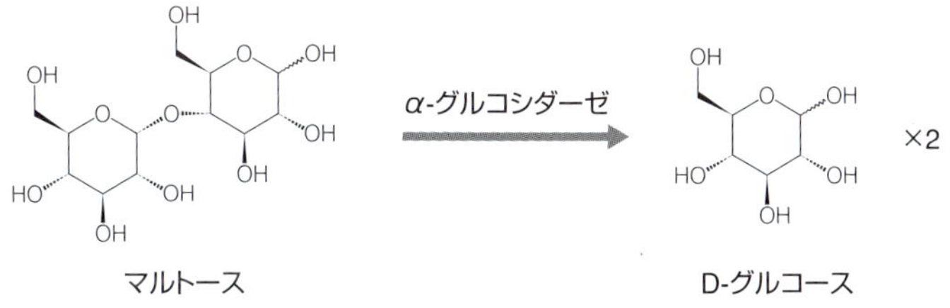

図2-23 マルトースの分解

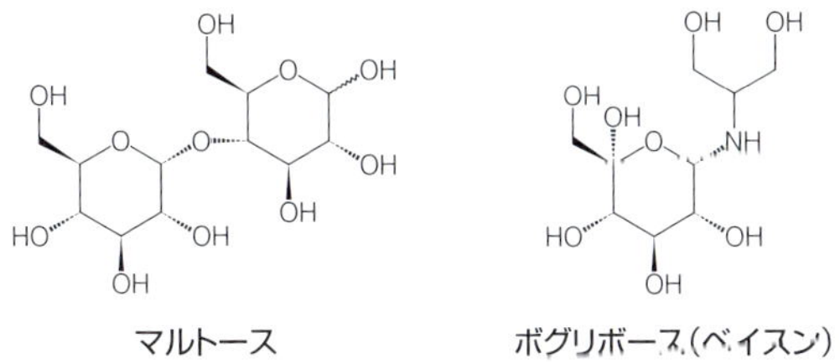

図2-24 マルトースとボグリボースの化学構造の比較

い．α-グルコシダーゼも例外なくアバウトな性質をもっていると考えた場合，"α-グリコシド結合をしたグルコース"と類似の化学構造をもつ物質が紛れていると，当然，α-グルコシダーゼはその物質を標的として認識しまうと推測できます．α-GIであるボグリボース（ベイスン）の化学構造とマルトース（α-グリコシド結合をしたグルコース）の化学構造を比較してみると，非常に類似していることがわかります（**図2-24**）．つまり"グルコースがα-グリコシド結合をした構造"に類似しているこの構造こそα-GIの基本骨格であり，α-グルコシダーゼがこの基本骨格をもつ構造（α-GIなど）を間違えて取り込むことにより，α-GIはα-グルコシダーゼ阻害作用を発揮すると考えられます．

ボグリボースとアカルボースの違いとは？

　しかし，ボグリボースと同じα-GIに分類されながらも，化学構造の大きさがまったく異なる薬剤が存在します．図2-25に示すとおり，アカルボース（グルコバイ）の化学構造式中の末端（点線部）には，先ほどのα-GIの基本骨格が含まれているので，α-GIとして薬理活性を示す理由はわかります．しかし，ボグリボースとアカルボースの大きさの違いによって，両剤の薬理作用にも違いがはっきりと現れるのです．

　アカルボースの化学構造は4個のグルコースがα-グリコシド結合により連なったものの類似構造と考えることができます．つまり，アカルボースの化学構造がオリゴ糖に非常に類似していると考えることもできます（図2-25）．では，糖類をオリゴ糖にまで分解する酵素は何でしょうか？　それはもちろん「アミラーゼ」ですよね．つまり，オリゴ糖と類似する化学構造をもつアカルボースは，α-グルコシダーゼだけでなくアミラーゼも阻害する作用をあわせもった薬剤と考えられるのです．これなら，α-GIに分類される薬剤のなかで唯一アカルボースの添付文書にだけ，α-アミラーゼ阻害作用を有することが記載されていること，相互作用にジアスターゼ（SM散）のような炭水化物消化酵素を含む薬剤があげられていることも理解できるはずです（図2-26）．このように同じ系統に分類される薬剤でも，それぞれの化学構造に注目すれば個々の薬剤がもつ特徴がおのずと見えてくるのです．

グルコースが4つ連なったオリゴ糖　　　アカルボース（グルコバイ）

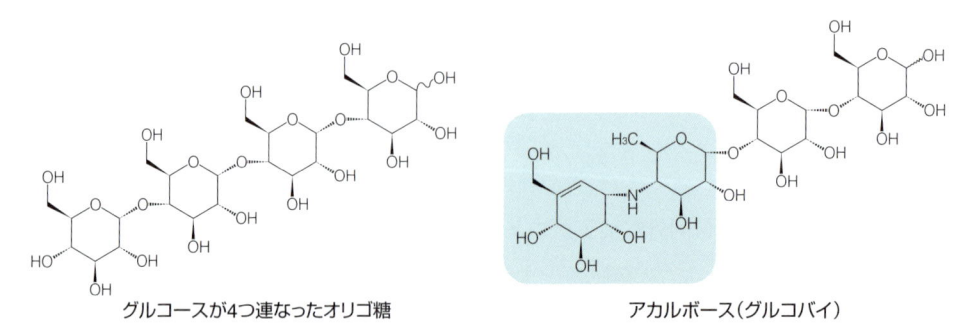

図2-25 オリゴ糖とアカルボースの化学構造の比較

炭水化物消化酵素製剤　ジアスターゼ等	両剤の薬効に影響を及ぼす可能性がある．	本剤はα-アミラーゼ活性の阻害作用を有し，一方，炭水化物消化酵素製剤はα-アミラーゼ活性を有している．

図2-26 グルコバイの添付文書，相互作用の項目より抜粋

ときにはトクホの構造も読んでみよう！

　近年では，「自己の健康は自らが管理する」いわゆるセルフメディケーションの考えが広く浸透し，世の中の人々の生活習慣病予防をはじめとする健康管理への意識は非常に高くなっています．そして市場では，そのような人々のニーズに応えるべく，生活習慣病に対する特定保健用食品（トクホ）が次々と発売されています．そのトクホのなかで"血糖値が気になる方へ"とうたわれる商品の1つに「蕃爽麗茶（ばんそうれいちゃ）」があります．薬剤師のなかには，この商品についての質問を患者さんやお客さんから受けた方もいるのではないでしょうか．では実際に，患者さんやお客さんからこの商品について「これは効きますか？」「いつ摂取したらよいですか？」といった質問を受けた時，どのようなアドバイスをすればよいのでしょうか？　もちろん薬剤師は，地域の人々のセルフメディケーションをサポートする役割も担っているのですから，しっかりと適切なアドバイスをしたいものです．しかし，"食品のお茶"というイメージから，「効くとは思いますが，心配なら病院に行って下さい」「お茶なのでいつ飲んでも大丈夫です」などと，当たり障りのない答えを伝えてはいませんか．このようにしか伝えられない理由は，おそらく「蕃爽麗茶」という商品の本質をつかむ手段を見いだせないというところにあるのだと思います．でも化学構造式を活用すれば，この"食品のお茶"の本質さえも簡単につかみ，導きだすことができるのです．

　「蕃爽麗茶」には主成分としてタンニン，ケルセチン，ビタミンC，ビタミンAが含まれ，このなかで血糖値に直接かかわる成分はタンニンとケルセチンです．タンニンとは植物の葉などに含まれるポリフェノール類の総称です．まず**図2-27**に，蕃爽麗茶に含まれている主なタンニン類の構造を示しました．点線部分に着目すればわかるとおり，2つの構造中には α-グリコシド結合に類似した構造が含まれています．すなわち，蕃爽麗茶中のタンニン類は α-グルコシダーゼの働きを阻害すると考えられます．また**図2-28**には，ケルセチンとマルトースの構造を示しました．こちらも点線部分に着目すると，ケルセチンにも α-グリコシド結合に類似した構造が含まれているように見えます．しかし，非常に類似しているとまではいえませんので，もう少し調べてみました．するとケルセチンは，α-グルコシダーゼならびに α-アミラーゼに対して阻害作用を有することが実験データとして公表されていました[1]．やはり，この程度の類似性でも α-グルコシダーゼや α-アミラーゼは構造を勘違いしてしまうようです．

　こうして化学構造式を参照してみると「蕃爽麗茶」の本質は α-GIと同様と考えられることがわかります．これさえ理解できれば，お客さんの質問にも「食直前や食事中に摂取するとより効果的です」と答えることができます．あるいは，すでにSU剤などのほかの糖尿病治療薬

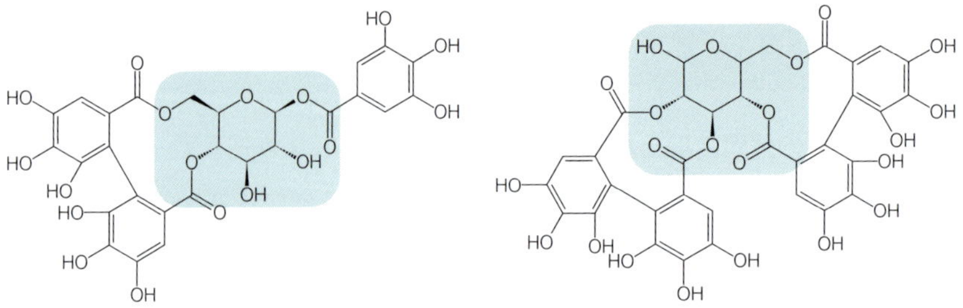

ストリクチニン　　ペダンキュラギン

図2-27 蕃爽麗茶に含まれている，主なタンニン類の化学構造

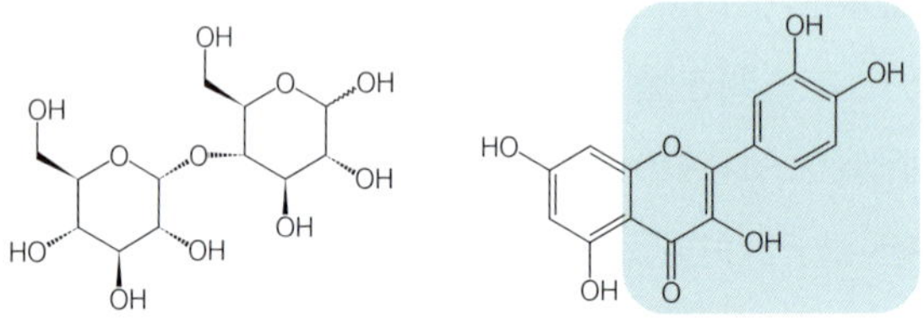

マルトース　　ケルセチン

図2-28 マルトースとケルセチンの化学構造の比較

を服用している方には，低血糖などの副作用に対する十分な注意喚起を促していくことができるはずです．

このように化学構造式から薬剤の本質を理解していくことは，単に薬剤師として“1ランク上の知識”を身につけるだけにとどまらず，地域の皆さんが安心して自己の健康管理をまかせることのできる“かかりつけ薬剤師”としての確固たる地位を築いていくための足がかりにもなるのです．

参考文献
1）Tadera K et al : J Nutr Sci Vitaminol, 52 : 149-153, 2006.

5 基本骨格から相互作用を考えよう！

プロローグ

　ここまでは「なぜ薬剤はその作用を発揮できるのか？」という薬剤の薬理作用や作用機序を理解するための根本的な理由を，基本骨格が表していることを解説しました．皆さん"なるほど！"と感じていただけたでしょうか．今回は薬剤間の相互作用を理解していく際にも，基本骨格が有用かつ利便性に優れた情報源として活用できることを説明したいと思います．

　2011年，帝人ファーマから新規の高尿酸血症治療薬としてフェブキソスタット（フェブリク）が発売されました．フェブキソスタットは，高尿酸血症治療薬のなかでも同じ作用機序を有するアロプリノール（ザイロリック）とよく比較されます．そのように比較される際のフェブキソスタットの特徴として，ほかの薬剤との相互作用が少ないことがあげられます．では，そもそもアロプリノールの相互作用はどのようにして発現するのでしょうか？　本項では，アロプリノールの基本骨格から，薬剤間の相互作用について説明します．

アロプリノールはなぜキサンチンと拮抗するのか？

　まず，アロプリノールの作用機序について考えていきましょう．ご存じのように，アロプリノールは尿酸生合成経路における最終段階でキサンチンと拮抗し，キサンチンオキシダーゼを阻害することにより尿酸の生合成を抑制します．この作用をさらに具体的に説明すると，アロプリノールはキサンチンと拮抗し，キサンチンオキシダーゼによるキサンチンの2位部位への酸素添加反応を阻害することにより尿酸の生合成を抑制します（図2-29）．

　それでは，ここで質問です．「なぜ，アロプリノールはキサンチンと拮抗するのでしょうか？」早速，アロプリノールの化学構造式を見てみましょう．図2-30に示したアロプリノールの化学構造式と，図2-29のキサンチンの構造式を比べれば，その答えは明らかですよね．アロプリノールの構造はキサンチンの構造と非常に類似しているからです．くり返しになりますが，生体中の酵素は生体内生理活性物質と類似した構造を有する薬剤を生体内生理活性物質と間違えて取り込んでしまう，非常にアバウトな性質を持っています．今回のキサンチンオキシダーゼも同様に，キサンチンと類似構造を有するアロプリノールをキサンチンと間違えて取り込んでしまいます．しかし，取り込んだもののキサンチンの2位に相当するアロ

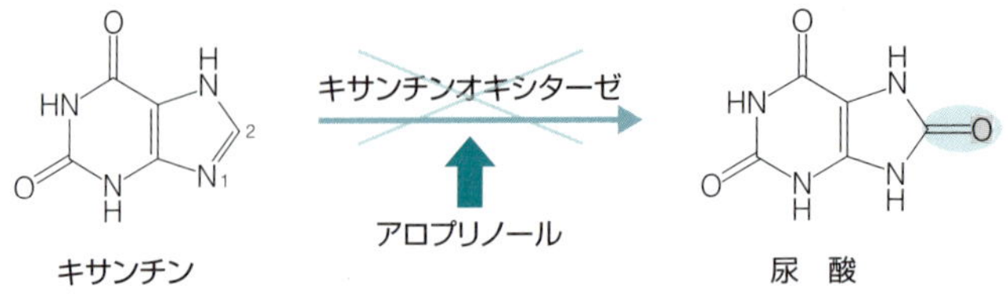

図2-29 アロプリノールの作用機序

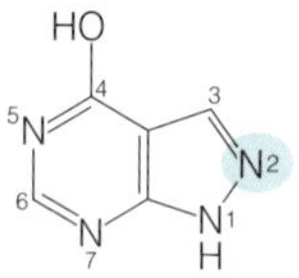

図2-30 アロプリノール（ザイロリック）の化学構造

プリノールの部位はC（炭素）ではなくN（窒素）であるために2位部位に酸素を添加することができず，結果的に尿酸の生合成が阻害されるのです．

このアロプリノールの作用機序は，自動車部品取り付け工場（尿酸生合成経路）の最終工程をハンドル（O）の取り付け作業と仮定して例えるとうまく説明することができます．ハンドルの取り付け装置（Oを添加するキサンチンオキシダーゼ）は当然，決められた車種（キサンチン）の決められた位置（2位）にしかハンドルを取り付けることはできません．しかし，同じ車種であっても突然，左ハンドル仕様の車（アロプリノール）が紛れてきたら，その車にハンドルを装着できません（2位に酸素が添加されない）．工場内の作業ラインに載せられる車の数は決まっていますから，この左ハンドル仕様の車（アロプリノール）が作業ライン上に載れば載るほど，自動車（尿酸）の生産量（尿酸の生成量）は減少していくことになります（図2-31）．

基本骨格から相互作用を考えてみよう！

それでは，いよいよ相互作用についての説明です．**表2-1**にアロプリノールの添付文書中の相互作用の項に記載されている薬剤の一部を示します．

すべての相互作用の機序の共通点は，アロプリノールがこれらの薬剤の代謝酵素を阻害

＊ アロプリノールの添付文書には，キサンチンオキシダーゼ阻害作用そのものが相互作用に影響する旨の記載があります．しかしフェブキソスタットの作用・相互作用を考えると，その記載にはやや疑問が残るため，今回はあえて「代謝酵素を阻害」との記述にとどめます．

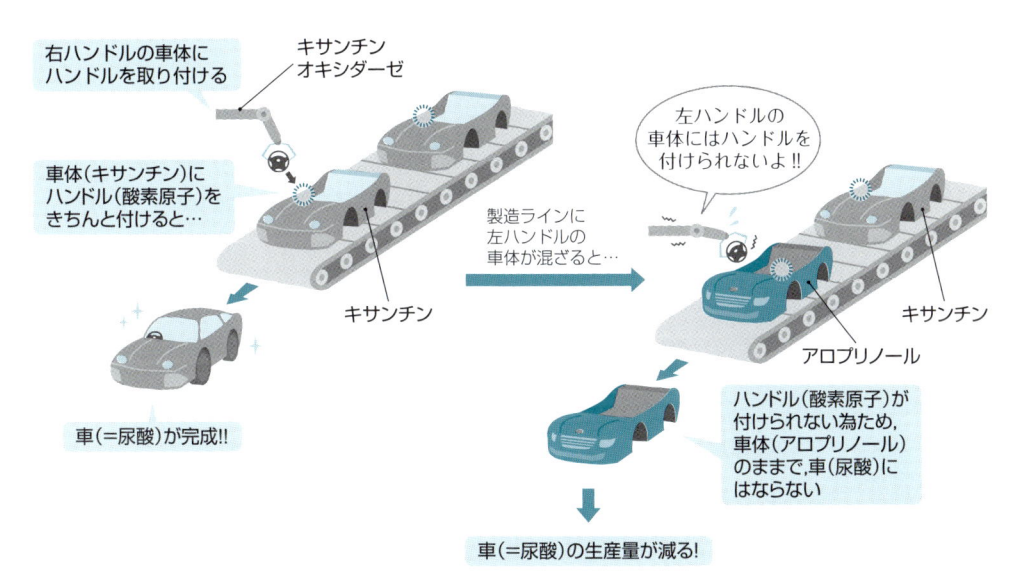

図 2-31 アロプリノールとキサンチンの拮抗作用のイメージ

表 2-1 アロプリノールと他薬剤との相互作用

薬剤名等	臨床症状・措置方法	機序・危険因子
メルカプトプリン(6-MP) アザチオプリン	骨髄抑制等の副作用を増強する． これらの薬剤の用量を1/3〜1/4に減量すること．	本剤がアザチオプリンの代謝酵素であるキサンチンオキシダーゼを阻害する．その結果6-メルカプトプリンの血中濃度が上昇する．
ビダラビン	ビダラビンの作用を増強し，幻覚，振戦，神経障害等が発現したとの報告がある．副作用の発現に注意すること．	本剤がビダラビンの代謝を抑制し，ビダラビンの作用を増強すると報告されている．
キサンチン系薬剤 （テオフィリン等）	キサンチン系薬剤（テオフィリン等）の血中濃度が上昇する． キサンチン系薬剤の投与量に注意すること．	本剤がテオフィリンの代謝酵素であるキサンチンオキシダーゼを阻害するためテオフィリンの血中濃度が上昇すると報告されている．
ジダノシン	健康成人及びHIV患者において，ジダノシンのCmax及びAUCが2倍に上昇したとの報告がある． ジダノシンの投与量に注意すること． なお，ジダノシンの半減期には影響は見られていない．	本剤がジダノシンの代謝酵素であるキサンチンオキシダーゼを阻害するため，ジダノシンの血中濃度が上昇すると考えられる

（ザイロリック®錠医療用医薬品添付文書「相互作用」より抜粋）

する性質があるということです*．そのため，併用すればこれらの薬剤の代謝は抑制され，血中濃度が上昇します．この相互作用の本質は，これらの薬剤とアロプリノールが，いずれも同一の代謝酵素に取り込まれるところにあります．その理由は，**図 2-32** に示した化学構造式と**図 2-29**のキサンチンの構造式を比較すれば一目瞭然です．

図2-32に示す薬剤の基本骨格とキサンチンの構造の形や大きさは，非常に類似しています．そのためアロプリノールがこれらの薬剤と同一の代謝酵素に取り込まれ，その働きを阻害することにより相互作用が現れるのです．ここでも酵素のアバウトな性質が関係しています．このように構造式から相互作用を考えていけば，その理由も明快かつ理論的に理解することができます．基本骨格が薬剤相互作用を理解するために優れた情報源であると述べた根拠はここにあります．

　ここでフェブキソスタットの構造式を確認してみましょう（図2-33）．ご覧のとおり，その構造はこれまでにあげた薬剤とは似ても似つかない形をしていますよね．したがって，フェブキソスタットの相互作用はアロプリノールのそれよりも少ないのです．

　薬局では，単剤よりも複数剤の処方を受ける機会のほうが圧倒的に多く，たとえ単剤のみの処方内容でも，患者さんがほかの医療機関を受診していることもあるため，常に薬剤間の相互作用には注意を払っていることと思います．また，相互作用に関する問い合わせを，患者さんだけではなく医師から受けることがあると思います．そのため，どのような問い合わせにも迅速に対応できるように薬剤師自身がある程度の知識を身につけておくことが必要であることはいうまでもありません．

　そうはいっても，薬剤間の相互作用の数は非常に多く，すべてを丸暗記し，記憶していくことは困難でしょう．しかし，薬剤の化学構造を活用すれば，それぞれの相互作用を点

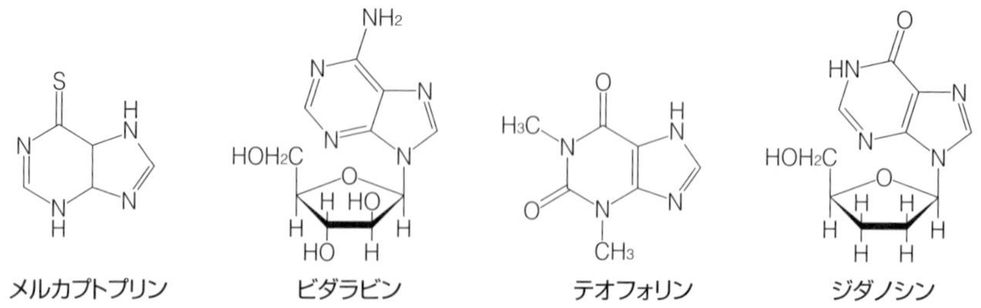

図2-32 アロプリノールと相互作用を起こす薬剤の化学構造

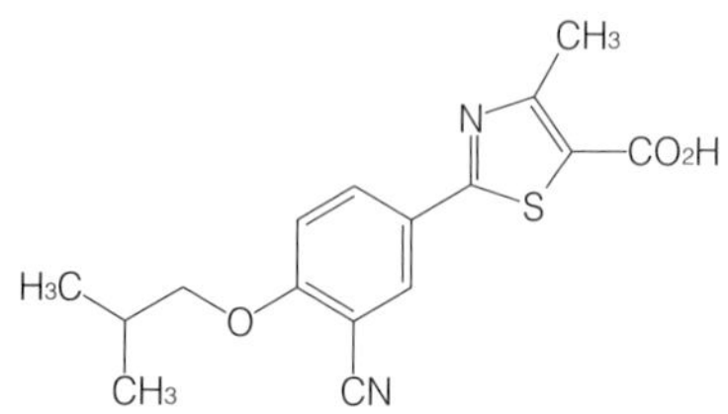

メルカプトプリン　　ビダラビン　　テオフォリン　　ジダノシン

図2-33 フェブキソスタット（フェブリク）の化学構造

として記憶していたものを，横のつながりとして効率よく記憶していくことができます．たとえば，今回のアロプリノールの相互作用でも，基本骨格を読み，類似構造の共通性から「高尿酸血症治療薬」→「抗がん薬」→「喘息治療薬」→「抗ウイルス薬」とつながっていくことで，まったく異なる薬効をもつ薬剤の相互作用まで幅広く理解することができるのです．

構造式から相互作用を予測できる？

さらに，"基本骨格の類似構造"からは薬剤間の相互作用を予測することもできます．具体的な例として，アロプリノールの相互作用に記載されているテオフィリンの相互作用を予測してみます．図2-32に示すようにテオフィリンはキサンチンを基本骨格にもち，同じくビダラビンは核酸塩基であるアデニン(図2-34)を基本骨格にもつ薬剤です．

図2-34からもわかるようにキサンチンとアデニンなどの核酸塩基の構造は，その形や大きさが類似しています．すると，次のような予測ができませんか？「テオフィリン(基本骨格はキサンチン)と，核酸塩基を基本骨格にもつ薬剤との間に相互作用が現れるのではないだろうか？」

それでは，テオフィリンの添付文書の相互作用の項をのぞいてみましょう(表2-2)．確かに，核酸塩基を基本骨格にもつ代表的な薬剤が記載されていますね．それは，抗ウイル

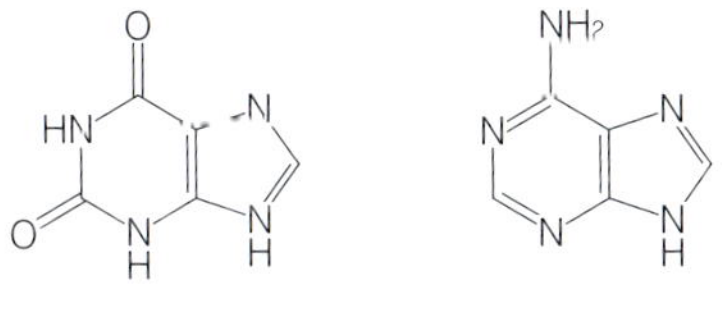

図2-34 キサンチンとアデニンの化学構造

表2-2 テオフィリンと他薬剤との相互作用

薬剤名等	臨床症状・措置方法	機序・危険因子
アシクロビル バラシクロビル塩酸塩 インターフェロン イプリフラボン シクロスポリン アロプリノール	テオフィリンの中毒症状があらわれることがある． 副作用の発現に注意し，異常が認められた場合には減量又は投与を中止するなど適切な処置を行うこと．	テオフィリン血中濃度の上昇によると考えられる．

(テオドール®錠医療用医薬品添付文書「相互作用」より抜粋)

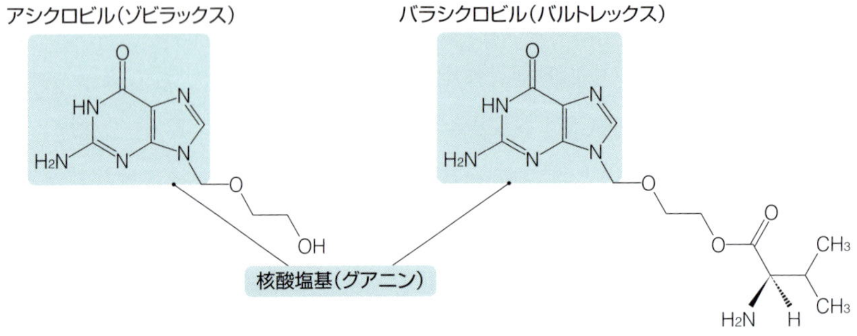

アシクロビル（ゾビラックス）　バラシクロビル（バルトレックス）

核酸塩基（グアニン）

図2-35 核酸塩基を基本骨格にもつ代表的な薬剤

ス薬のアシクロビル（ゾビラックス）とバラシクロビル（バルトレックス）です（**図2-35**）．予測が的中していましたね．

　たしかに，薬剤の基本骨格からすべての薬剤間の相互作用を把握し理解することはできません．しかし，基本骨格を利用すれば，多くの薬剤にかかわる相互作用を横に結び付けて理解することができ，それはより効率的に相互作用の知識を広げていくことにつながります．

　でも，今回の相互作用についても「これを理解するには，キサンチンや核酸塩基などの構造式を記憶していないとわからないじゃないか」と，感じるかもしれません．もちろん記憶できればいうことはありませんが，多数の方は記憶できないか，記憶してもすぐ忘れてしまいます．そもそも，すべての薬剤や生体内の生理活性物質の構造式を記憶することなんて到底不可能なことだと思いませんか（ちなみに著者らは3分で忘れます）？　前述したように，ここでも，「この薬剤の構造式ってこんな感じじゃなかった？」「この生理活性物質の構造式ってこんな感じだった」と，おおまかな構造のイメージを思い浮かべればいいのです．たとえイメージが思い浮かばなくても，必要に応じて，構造式を見るだけで十分だと思います．今回を機会に，相互作用を確認する際にも構造式を確認するように習慣づけてみてください．これを何度も繰り返していくうちに，案外，簡単に構造式のイメージは湧いてくるものです．

6 化学構造式からわかる薬と薬の意外な関係！？

プロローグ

　本項では前項に引き続き，薬剤と薬剤の意外なつながりを取り上げます．まず取り上げるのは，糖尿病治療薬のDPP-4阻害薬がもつ意外な情報のつながりです．DPP-4阻害薬は保険適用上，併用できる系統の薬剤が制限され，DPP-4阻害薬の種類によっても併用できる薬剤が異なっているため，多種類のDPP-4阻害薬を備蓄する薬局では，調剤時にその保険適用上の問題に振り回されることも多いのではないでしょうか．何よりも保険適用のない理由が「臨床試験をやっていないからです」「今やっていますのでよろしくお願いします」という感じですから，なかなか記憶に残すことができないのも無理はありません．

　そんななか，ほかの系統の糖尿病治療薬との併用に関する保険適用が徐々に拡大されていますが，いまだにグリニド系薬剤だけは一部の薬剤しかDPP-4阻害薬との併用に保険適用が認められていません．製薬会社によっては，「グリニド系薬剤とDPP-4阻害薬の併用に関する臨床試験を実施する予定がない」と答えるようです．しかし両剤の作用機序から考えれば，この組み合わせは臨床上非常に高い治療効果を発揮するように感じます．では一体なぜDPP-4阻害薬とグリニド系薬剤との臨床試験に対して消極的な意見を耳にするのでしょうか？　この謎を化学構造式から解き明かしてみましょう．

※2013年3月現在

シタグリプチンとグリニド系薬剤を比較してみよう！

　一見すると現場の薬剤師には何の関係もないように思えるこの謎解きですが，実はそこに，DPP-4阻害薬やグリニド系薬剤の重要な情報が隠されているのです．だからといって，謎解き自体はそれほど難しいものではありません．なぜなら，化学構造式から簡単に解き明かしていくことができるからです．

　まず，DPP-4阻害薬であるシタグリプチン（ジャヌビア，グラクティブ）と，グリニド系薬剤であるミチグリニド（グルファスト），ナテグリニド（ファスティック）の構造式を示しました（図2-36）．これらの化学構造式をご覧になった第一印象はいかがですか？　すでに基本骨格を読み解く力を身につけた方は，その基本骨格の類似性に気づくことでしょう．実際にシタグリプチンとミチグリニドの構造式を重ね合わせてみれば，よりその類似性を確

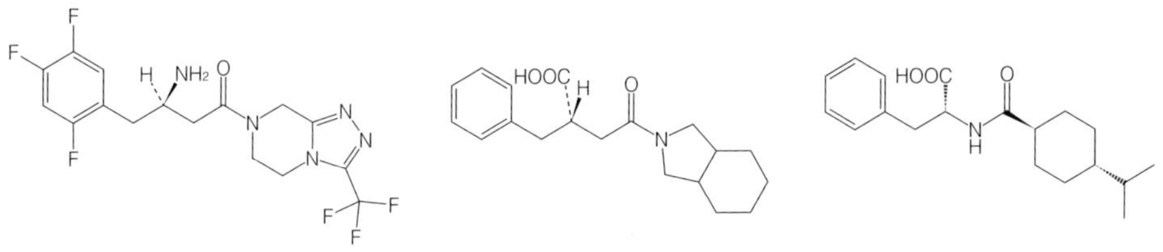

シタグリプチン(ジャヌビア, グラクティブ)　　ミチグリニド(グルファスト)　　ナテグリニド(ファスティック)

図2-36 代表的な糖尿病治療薬の化学構造

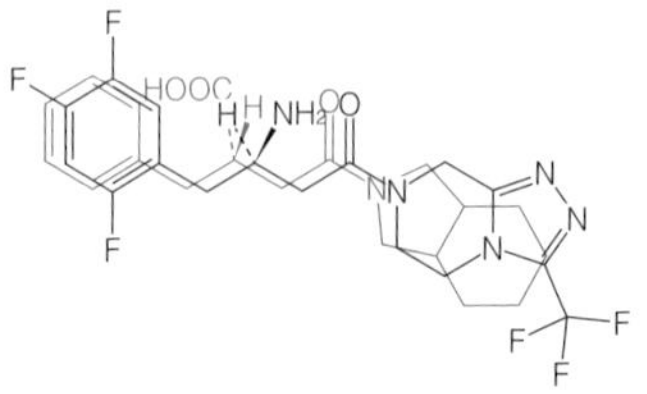

図2-37 シタグリプチンとミチグリニドの構造式の重ね合わせ

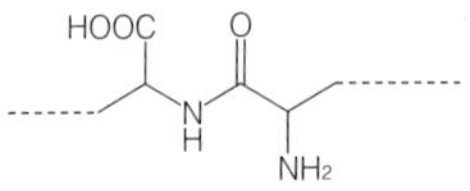

図2-38 ジペプチド部分の構造式

認できると思います(図2-37).

　しかし今回は，よく見ると少しずつ異なる部分があります．たとえば一方がCOOH基(カルボキシ基)であるのに対し，もう一方がNH₂(アミン)になっている部分などです．こうした部分を重要な基本骨格部分と考えると，「やっぱりこの基本骨格は異なっている」とも考えられます.

　このような時は，あわせて作用機序も考えてみます．ここではDPP-4阻害薬の作用機序を簡単に考えてみましょう．DPP-4阻害薬のDPPとはDipeptidyl peptidaseの略語で，簡単にいえば"ジペプチド(アミノ酸2つ分)を切る酵素"という意味です．つまりDPPとは，インスリン分泌を促進するGLP-1という酵素をジペプチド部分(図2-38)で切断し分解してしまう酵素のことです．DPP-4阻害薬はこのジペプチド部分に似た形をしているため，DPP-4に誤って取り込まれることによりその働きを阻害し，血糖降下作用を示すのです(図2-39)．このジペプチド部分の構造式(図2-38)と図2-36の構造式を比較してみてください．すると，それぞれの構造式が，ジペプチド部分の構造と類似していることがわかります．著者らはこのような観点から「図2-36の構造式は類似の基本骨格をもつ」と考えます.

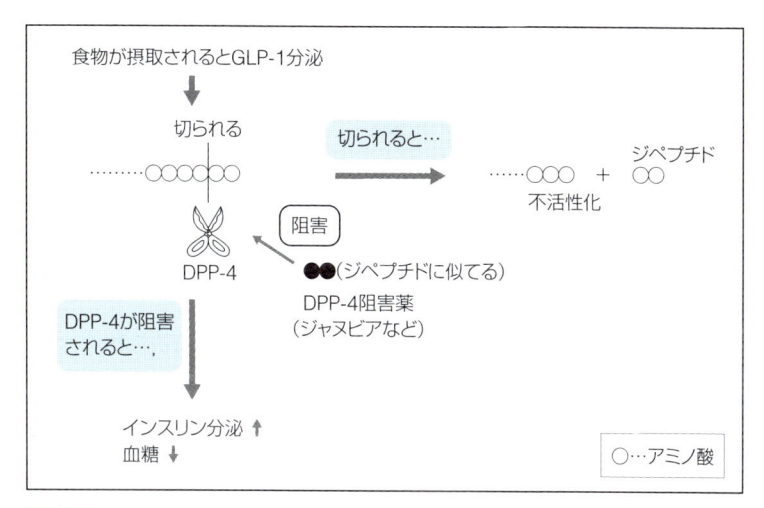

図2-39 DPP-4阻害薬の作用機序

グリニド系薬剤のDPP-4阻害作用！？

　これまで基本骨格は"薬剤の化学構造を形づくり，薬理作用や作用機序を表すもの"とお伝えしてきました．つまり図2-36で示した化学構造式から，これらの薬剤は同じ薬理作用，作用機序をもつ薬剤同士と予測することができます．しかし実際には，これらの薬剤は異なる系統の薬剤です．しかも，添付文書や市販の医療用書籍のどこを見ても，DPP-4阻害薬とグリニド系薬剤の薬理作用，作用機序が同じだなんて，そのような記載はまったく見当たりません．

　ところが著者らは，前述の考えを基にDPP-4阻害薬とグリニド系薬剤との関係をいろいろ調べていくうちに，ある1つの学術論文にたどり着きました．なんとそこには2系統の薬剤の関係を十分に裏づけることのできる内容が記載されていたのです（図2-40）[1]．

　その内容とは「ナテグリニドの血糖降下作用は，膵β細胞刺激作用だけではなくDPP-4阻害作用もあわせもつことにより発揮される」というものでした．これは，ナテグリニドと同じグリニド系に分類されるミチグリニドもDPP-4阻害作用を有していることの十分な根拠となり，図2-36に示したミチグリニドとナテグリニドの化学構造の基本骨格がシタグリプチンに非常に類似したものであることからも，DPP-4阻害作用を有している根拠の十分な裏づけとなり得ます．

　つまり，今回得たすべての情報をつなぎあわせていくと，ミチグリニド，ナテグリニドそしてシタグリプチンは互いに共通する基本骨格を有しており，これは3剤がすべて同一の薬理作用を有していると言い換えることができるのです．つまり，DPP-4阻害薬とグ

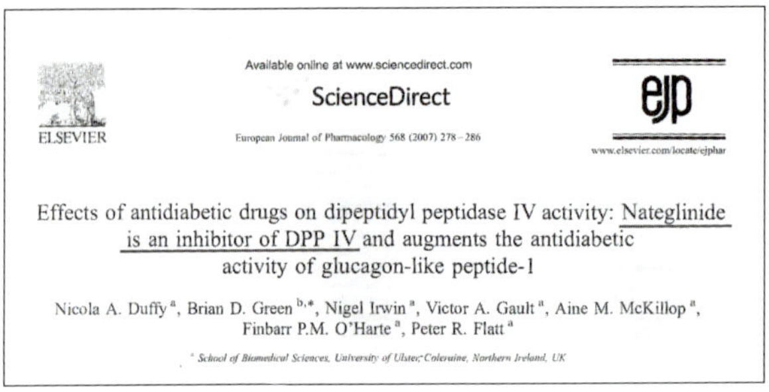
Available online at www.sciencedirect.com

ScienceDirect

ELSEVIER

European Journal of Pharmacology 568 (2007) 278–286

ejp

www.elsevier.com/locate/ejphar

Effects of antidiabetic drugs on dipeptidyl peptidase IV activity: Nateglinide is an inhibitor of DPP IV and augments the antidiabetic activity of glucagon-like peptide-1

Nicola A. Duffy [a], Brian D. Green [b,*], Nigel Irwin [a], Victor A. Gault [a], Aine M. McKillop [a], Finbarr P.M. O'Harte [a], Peter R. Flatt [a]

[a] School of Biomedical Sciences, University of Ulster, Coleraine, Northern Ireland, UK

図2-40 ファスティックがDPP-4阻害作用を示すことが掲載された論文の抜粋
（Nicola A et al : Eur J Pharmacol, 568 : 278-286, 2007）

リニド系薬剤との併用に関する臨床試験への消極的な理由は，「DPP-4阻害薬とグリニド系薬剤とでは重複投与になるから」だと考えられます．

薬剤の臨床効果を基本骨格だけをもって評価し決定づけることは，到底できません．今回もグリニド系薬剤であるミチグリニド，ナテグリニドのDPP-4阻害作用は臨床的にはどれだけの効果があるのか，本当にDPP-4阻害薬であるシタグリプチンは膵β細胞刺激作用を発揮しているのかを，現場の薬剤師が確認するのは非常に難しいと思います．また，今後はDPP-4阻害薬とグリニド系薬剤の併用試験が積極的に実施されるかもしれません．しかし今回得られた情報はいずれも論理的に導かれたものであり，否定する余地がないことも事実です．その限られた情報のなかで現場の薬剤師にとってもっとも重要なことは，“DPP-4阻害薬でも低血糖が起きうる”という根拠ではないでしょうか．DPP-4阻害薬の作用機序からは理論的に起こりうるはずのない低血糖も，グリニド系薬剤と同一の薬理作用をもつと考えればけっして偶発的に起きたものではなく，むしろ必然的に起きたと考えざるを得ません．

パーキンソン病治療薬とアルツハイマー病治療薬との関係！？

今度は非常にそっくりな化学構造にもかかわらず，まったく異なる適用をもつ２つの薬剤を紹介します．まずは**図2-41**に示した２つの化学構造式をご覧ください．

一見，「同じ構造だ！」としか思えないぐらい本当によく似た構造の薬剤同士です．しかし，これらは主にパーキンソン病治療薬として使用されるアマンタジン（シンメトレル）とアルツハイマー病治療薬としては比較的新しく発売されたメマンチン（メマリー）という，適用がまったく異なる薬剤同士なのです．これだけよく似た化学構造なら，本来両剤は同

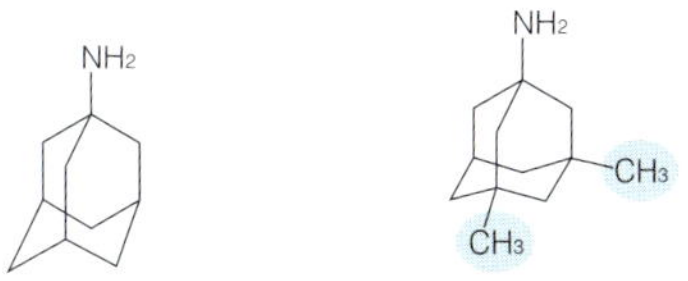

アマンタジン（シンメトレル）　　メマンチン（メマリー）

図2-41 アマンタジン（シンメトレル）とメマンチン（メマリー）の化学構造

（2013年3月現在）

薬品名	薬価
メマリー錠5mg	133.9
メマリー錠10mg	239.2
メマリー錠20mg	427.5
シンメトレル細粒10%/g	57.6
シンメトレル錠50mg	30.1
シンメトレル錠100mg	58.0
アマンタジン塩酸塩錠100mg「日医工」※	5.6

なんと約80倍!!

※シンメトレル錠100mgの後発医薬品

表2-3 メマンチン，アマンタジンの薬価（後発医薬品を含む）

じ適用をもつようにも思えます．すると，多くの方は「アマンタジンにもメマンチンと同じ薬理作用があるはずでは？」と予想するでしょう．実はそのとおりで，アマンタジンがメマンチンと同じNMDA受容体拮抗作用を有することが学術論文に発表されています[2]．でも，化学構造式を読めば，両剤の構造の違いはメチル基２個分しかないのですから，同じ作用機序をもつのも当然といえば当然ですよね．

それにしても，ここまで両剤の化学構造が似ているにもかかわらず，メマンチンとアマンタジンの薬価にはどれぐらいの違いがあるかご存じですか？　**表2-3**に示すとおり，両剤の薬価の差は明白であり，ましてやアマンタジンの後発品との間ではその差は歴然です．

たしかに，メマンチンの誕生は創薬研究の世界では画期的な研究成果の1つであり，今後もメマンチンは多くの臨床的価値を医療の世界にもたらすことでしょう．また，メマンチンとアマンタジンでは同じ作用，同じ基本骨格でも薬理的な強さなどは異なります．しかし，後発品も存在し，同一の作用機序が発表されている既存の薬剤と化学構造上わずかな違いしかない薬剤に対して，ケタはずれな薬価が設定されるのはなぜなのでしょうか．“厚生労働省や中央社会保険医療協議会では何を基準に薬価を決めているんだろう”なんていいたくもなりますよね．このような“根拠ある愚痴”も化学構造式を読む際の醍醐味ともいえます．

基本骨格のつながりを基にした薬の分類

　先の項で紹介した化学構造式を用いた薬の分類をすると，今回の例のように意外な薬剤同士のつながりが見えてくることもあります．著者らはこのような分類こそ，薬を扱うプロならではの情報整理ではないかと考えます．と書くと，「え～，分類しなきゃダメなの？」と落胆の声が聞こえてきそうですが，そんなに難しく考えないでください．この基本骨格のつながりを探すことで，何よりもまず薬をおもしろく感じられるはずです．著者らが薬の構造式を読むことをお勧めしている大きな理由の１つに，"薬の知識習得が楽しくなる"という点があげられます．ですから，最初は難しく考えずに基本骨格が似ている仲間を見つけてください．これだけの情報整理でも調剤の現場では必要にして十分です．

参考文献
1）Nicola A et al：Eur J Pharmacol, 568：278-286, 2007.
2）Kornhuber J et al：Biol Psychiatry, 41：135-144, 1997.

7 類似構造から副作用を予測してみよう！

プロローグ

　これまでは，基本骨格が薬理作用や作用機序を表すこと，薬剤が効果を発揮する根本的な理由や薬剤間の相互作用など多くの情報を具体的に表していることを説明してきました．基本骨格から得られる情報が医療の現場で十分に活用できることを，少しずつ実感いただけているでしょうか．今回はさらに，薬剤の構造式を"情報源"として活用できるように，基本骨格と副作用の関係について説明していきます．

　調剤薬局では患者さんから「この薬は眠くなりますか？」「この薬は胃が荒れますか？」などの副作用に関する質問を非常に多く受けます．薬剤の副作用と服薬アドヒアランスは密接な関係にあり，服薬アドヒアランスを良好に維持するためには，患者さんのライフスタイルや体質などを考慮に入れ，副作用を慎重に伝えることが重要です．

　一方で，患者さんだけではなく，医師などからも副作用に関する問い合わせを受けることがあると思います．そのような問い合わせに対して，返答のしかたに困った経験をもつ薬剤師は多いようです．質問の相手が医師ということもあり，「慌ただしい医療現場で長々と説明するわけにもいかないし，ましてごく当たり前なことを伝えるのもかえって失礼ではないだろうか…」などといろいろと考えてしまうことが，うまく返答できない原因ではないでしょうか．

　本項ではまず化学構造を上手に利用して，副作用に関する問い合わせに対応できた実例を見てみましょう．

化学構造式を利用して問い合わせに対応する

医　師「しゃっくりにリボトリールを処方したいのですが，眠くなりますか？」
薬剤師「眠くなる可能性が十分にあります．」
医　師「そうですか．どうして眠くなるのですか？」
薬剤師「リボトリールはベンゾジアゼピン（BZ）系の薬剤だからです．」
医　師「あぁ，なるほどね．ありがとう．」

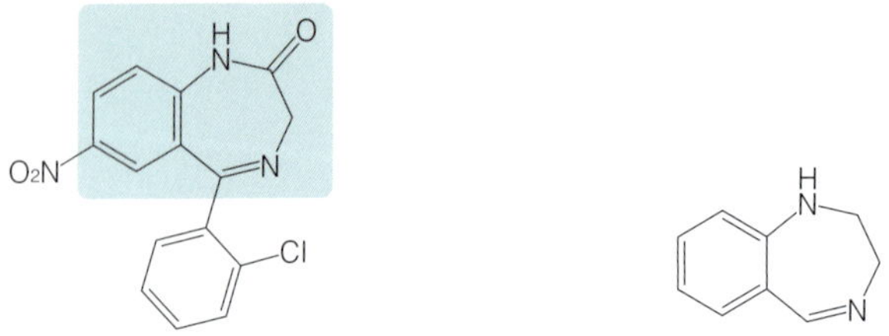

クロナゼパム(リボトリール)　　ベンゾジアゼピン(BZ)骨格

図2-42 クロナゼパムの化学構造とベンゾジアゼピン骨格

さて，皆さんならどのように回答しますか？ この２つの質問のうち「クロナゼパム(リボトリール)は眠くなりますか？」という１つめの質問には，この薬剤師と同じように皆さんも「眠くなる可能性が十分にあります」と返答すると思います．しかし，２つめの「どうして眠くなるのですか？」という質問には，それぞれの薬剤師の考え方によって多くの返答のしかたがあります．たとえば，クロナゼパムは本来てんかんの治療薬であることを伝える，あるいはクロナゼパムの作用機序をそのまま伝える答え方などです．どのような答え方であれ，その返答に眠くなる理由があれば，けっして間違いではありません．ただ，この薬剤師があえてクロナゼパムの基本骨格(ベンゾジアゼピン：BZ)を言葉にして返答をしたのは，BZからは「BZ系薬剤」→「催眠鎮静剤」→「眠くなる」と瞬時に連想できるため，クロナゼパムの基本骨格を伝えれば，眠くなる理由を医師にも簡潔かつ的確に伝えることができると判断したからです．

基本骨格をこのような使い方ができるのも，基本骨格自体が副作用についてもしっかり表しているからにほかなりません(**図2-42**)．

類似構造から副作用を予測してみよう

ところで皆さんは，薬理作用や作用機序から「この薬剤には当然この副作用はあるだろう」と副作用を予測していることは多いのではないでしょうか．先ほどの例でも，BZ系薬剤の薬理作用を考えれば副作用として眠気があることは容易に予測でき，その他にも簡単な例としては，抗ヒスタミン薬に対する「眠気」やNSAIDsの「胃炎」といった副作用も作用機序を考えれば当然に予測することができるものです．したがって，わざわざその副作用を添付文書で確認することはないでしょう．しかし薬剤のなかには，その薬理作用や作用機序からはとても予測することができない副作用を有しているものもあります．そこで，非定型抗精神病薬であるクエチアピン(セロクエル)の構造式と副作用との関係を説明します．

【警告】
(1) 著しい血糖値の上昇から、糖尿病性ケトアシドーシス、糖尿病性昏睡等の重大な副作用が発現し、死亡に至る場合があるので、本剤投与中は、血糖値の測定等の観察を十分に行うこと。
(2) 投与にあたっては、あらかじめ上記副作用が発現する場合があることを、患者及びその家族に十分に説明し、口渇、多飲、多尿、頻尿等の異常に注意し、このような症状があらわれた場合には、直ちに投与を中断し、医師の診察を受けるよう、指導すること。
(「重要な基本的注意」の項参照)

【禁　忌（次の患者には投与しないこと）】
(1) 昏睡状態の患者［昏睡状態を悪化させるおそれがある。］
(2) バルビツール酸誘導体等の中枢神経抑制剤の強い影響下にある患者［中枢神経抑制作用が増強される。］
(3) アドレナリンを投与中の患者（「相互作用」の項参照）
(4) 本剤の成分に対し過敏症の既往歴のある患者
(5) 糖尿病の患者、糖尿病の既往歴のある患者

図2-43 クエチアピン（セロクエル）の使用上の警告と禁忌
（セロクエル®錠医療用医薬品添付文書より抜粋）

　ご存じのとおりクエチアピンは，糖尿病および糖尿病既往歴のある患者さんへの投与は禁忌です．重大な副作用として添付文書中に高血糖症状に対する注意喚起が記載されている薬剤です（**図2-43**）．クエチアピンが高血糖症状や糖尿病を招く副作用のメカニズムはまだはっきりとわかっておらず，多くの説が存在しています．そのなかでも，クエチアピンの副作用である体重増加による肥満が耐糖能異常を引き起こし，高血糖症状を招いているのではないかという見解が有力な説の1つとしてあげられています．そして，この体重増加による肥満は，クエチアピンのH_1受容体遮断作用が原因であると考えられています．しかしながら，クエチアピンの薬理作用や作用機序からでは，H_1受容体遮断作用を予測することはなかなかできません．

　ところが，構造式から考えれば実はそれほど難しくはありません．すなわち，クエチアピンの構造とH_1受容体遮断作用を有する薬剤の基本骨格との間に"類似する構造"が存在すると仮定すれば，クエチアピンがH_1受容体遮断作用を有する理由を明快かつ理論的に説明することができるのです．

　まず，一般に「H_1受容体遮断作用を有する薬剤は？」と問われれば，やはり花粉症やアレルギー性皮膚炎に対して使用する抗ヒスタミン薬を思い浮かべると思います．そこで**図2-44**に代表的な抗ヒスタミン薬とクエチアピンの構造式を示しました．どうですか？クエチアピンの構造中に抗ヒスタミン薬との類似構造を見つけだすことはできましたか？たしかにクエチアピンの構造中には抗ヒスタミン薬との類似構造がしっかりと存在してい

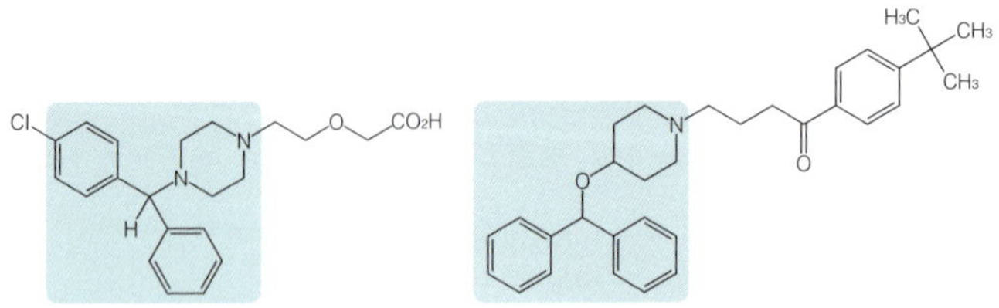

図2-44 代表的な抗ヒスタミン薬とクエチアピンの化学構造

セチリジン（ジルテック）　　エバスチン（エバステル）　　クエチアピン（セロクエル）

ます．これが，クエチアピンがH_1受容体遮断作用を有している理由です．

　今回はクエチアピンの構造中に存在する抗ヒスタミン薬との類似構造部分が，ほかの部分にまぎれて隠れてしまっているため，見つけだすまでには少し時間がかかったかもしれませんね．

化学構造式は薬剤の大きな"情報源"

　薬剤の副作用による事故を未然に防ぐには，患者さんへの事前の注意喚起が必要となります．もちろん，副作用の一つひとつを記憶していればいうことはありませんが，時として注意喚起をしている副作用が，薬理作用や作用機序から予測できるものだけに偏ってしまっていることはありませんか？　しかし薬剤のなかには，今回のクエチアピンのように非常に重大な副作用をもちながらも，なかなかその副作用を予測できないものが数多くあります．そのような薬理作用や作用機序からは予測することができない副作用を記憶に残さなければいけない時は，ぜひ化学構造式を読んでください．きっと，その薬剤と副作用を結び付ける鍵が構造式には表れているはずです．そして，構造式という今までにない情報から理解した記憶は，皆さんのなかで強く印象に残ることでしょう．

8 光線過敏症を引き起こす構造とは？

プロローグ

　近年，薬剤性の光線過敏症に関する問い合わせが非常に多くなったと感じます．皆さんも「日焼けサロンに行きたいけど，この薬のんでもいいですか？」「美容エステで脱毛しようとしたら，薬を服用しているなら一度薬剤師に相談するようにいわれた」といった質問を受けたことはありませんか？ 薬剤性光線過敏症は，薬剤師なら誰もが知っている有名な副作用であるにもかかわらず，薬理作用や作用機序からは到底予測することができない副作用のため，その都度，添付文書に記載された膨大な副作用の中から「光線過敏症」の文字を必死で探す方も多いかと思います．

　人々の美容への関心の高さ，薬物療法の多様化などから予想すると，薬剤性光線過敏症に関する質問は今後もますます増えていくと考えられます．しかし多忙な薬局業務のなかで，光線過敏症の副作用がある薬剤を根拠もなく丸暗記をしたり，やみくもに検索するといった作業は，極力減らしたいものです．仮に薬剤の構造式を見て"この薬剤には光線過敏症の副作用があるかもしれない"と予測できるとしたら，それは忙しい業務のなかでどれだけ貴重な情報源になるでしょうか．

　そこで本項では，光線過敏症を引き起こす代表的な薬剤であるモーラスの有効成分，ケトプロフェンの化学構造から光線過敏症を引き起こすメカニズムについて解き明かしていきましょう．今回は基本骨格の形だけではなく有機化学の話を少し織り交ぜて説明していきたいと思います．

化学構造式を通して「光線過敏症」を見てみよう！

　そもそも薬剤性光線過敏症は，紫外線により薬剤が生体内のタンパク質などに結合し，これに対する抗原抗体反応が原因の1つと考えられています．モーラスの場合では，紫外線によりケトプロフェンが，貼付した周囲の生体タンパク質などと結合することにより光線過敏症が引き起こされることになります．

　ではケトプロフェンの構造は，紫外線により一体どのような仕組みでタンパク質に結合するのでしょうか．まず**図2-45**に，ケトプロフェンの構造式を示しました．ケトプロフェンの構造は，その大部分が共役構造で占められた非常に特徴的な構造です．この共役構造中に＞C＝O（カルボニル基）が絡む構造は紫外線により，周辺のタンパク質などと結合し，

図2-45 ケトプロフェン（モーラス）の化学構造

カルボニル基

元の状態に戻りたい！

短時間で元に戻ってしまうため，周辺のタンパク質などと出会うことがなく，結合しない．

図2-46 単独のカルボニル基と紫外線の反応性

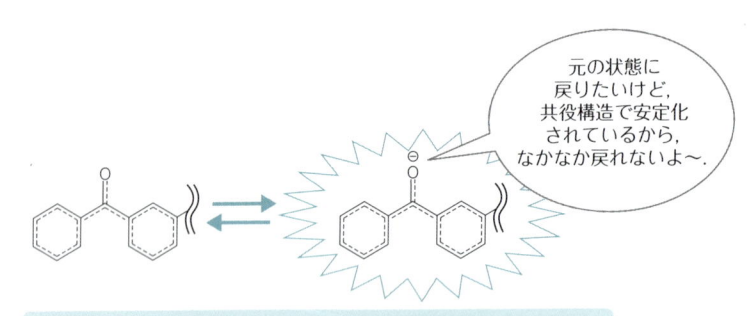

元の状態に戻りたいけど，共役構造で安定化されているから，なかなか戻れないよ～．

電子がいろいろな場所に移動している間，反応性が高い状態が維持されるため，タンパク質などと出会う可能性は増加し，結合してしまう．

図2-47 共役構造＋カルボニル基の活性化メカニズム

アレルギー反応を引き起こします．これが，ケトプロフェンが光線過敏症を引き起こす原因ですが，この"タンパク質と結合してしまう"点をもう少し詳しく説明します．

　紫外線には非共有電子対（ローンペア）の電子の1つを通常の位置とは異なる場所へ飛ばしてしまう作用があり，カルボニル基が単独で存在する場合においては酸素原子上の電子を1つ飛ばし，反応性を高めます．しかしこの反応性の高い状態はすぐに元に戻ってしまい，ほかの物質とはほとんど結合しません（**図2-46**）．一方，ケトプロフェンのようにカルボニル基が共役構造中に存在する場合は，飛ばされた電子の1つが共役構造中のいろいろな場所に移動できるため，カルボニル基が単独で存在する場合とは異なり，しばらくの間は反応性が高いままの状態が維持されます（**図2-47**）．その結果，周囲にあるタンパク質

などと結合する可能性が高くなります．このように薬剤と結合したタンパク質は，すでに生体内に存在するタンパク質とは異質な物質と認識されるために，抗原抗体反応が引き起こされるのです．これが光線過敏症の仕組みです．

　このメカニズムは，酸素原子上のローンペアをとても仲のよい老夫婦にたとえると，もう少しイメージしやすくなるかもしれません（**図2-48**）．酸素原子上の老夫婦はいつも大変に仲がよいため，その様子を見ていた太陽がやきもちをやいてしまい，嫌がらせに2人の上に紫外線をあてたとします．すると，おじいさんがいつもと違う場所へ飛ばされてしまい大慌てです．通常なら元に戻るには一本の道なので，すぐ帰ることができるのですが，今回飛ばされた先の目前には広く複雑な道路が広がっていました（共役構造）．おじいさんはおばあさんのいる場所に帰りたいのですが，この複雑な道路上に迷い込んでしまいます．そしてとうとう道路に隣接する近所の家（周囲のタンパク質など）にまで無断で入り込み，おばあさんを探し始めてしまいます（タンパク質との結合）．一方，いきなり入って来られた家の人にとっては，たまったものではありません．結局，そのおじいさんは警察（抗体）の御用となりますが，勝手におじいさんに入り込まれた家の人の怒りは収まらず，その顔はいつまでも真っ赤なままです（抗原抗体反応による炎症反応）．このようにたとえると，ケトプロフェンの光線過敏症のメカニズムが理解しやすくなるかもしれませんね．

実際に「光線過敏症」を予測してみよう！

　それでは，ここで問題です．**図2-49**に示した構造式の薬剤には，光線過敏症が起こりえるでしょうか？　どうでしょう，おわかりになりましたか？　もちろん答えは"yes"ですよね．それもそのはず，この薬剤は内服薬のなかでも，光線過敏症を発現することで有名なフェノフィブラート（リピディル）の構造式です．しかし，この答えはフェノフィブラートとケトプロフェンの基本骨格を比較するだけで簡単に導きだせたのではないでしょうか（**図2-50**）．

　ところで，光線過敏症を発現する薬剤の構造がすべて，ケトプロフェンやフェノフィブラートに似ているわけではありません．でも安心してください．なぜなら皆さんは今回，光線過敏症に関するある法則を手に入れたからです．その法則とは，"二重結合と単結合の繰り返しが連なった共役構造＋ローンペアの存在"の光線過敏症への関与です．この法則さえ知っていれば，薬剤の構造式を見て"この薬剤には光線過敏症の副作用がある"と予測することができるのです．

　たとえば，**図2-51**に示す薬剤はどうでしょうか？　一見，先ほどとはまったく異なる構造式ですが，基本骨格中の　　の部分に注目していただけば，両剤とも光線過敏症を引き起

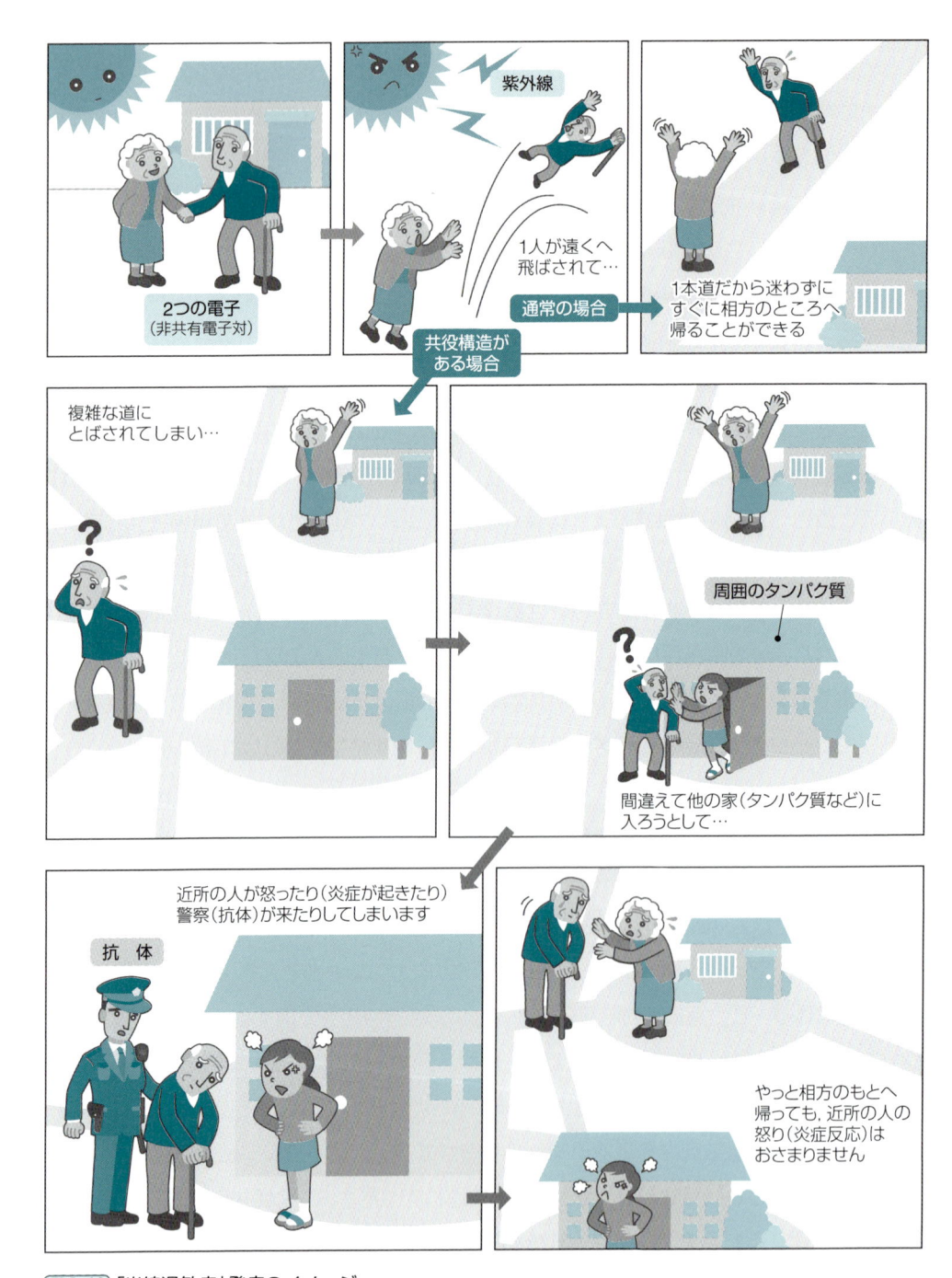

図 2-48 「光線過敏症」発症のイメージ

図2-49 フェノフィブラート（リピディル）の化学構造

図2-50 ケトプロフェンとフェノフィブラートの化学構造の比較

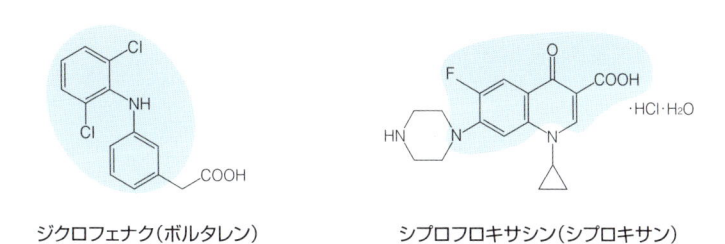

ジクロフェナク（ボルタレン）　　　　シプロフロキサシン（シプロキサン）

図2-51 光線過敏症を引き起こす薬剤の化学構造

こす可能性のある薬剤であることは明白ですね．

　今回は共役構造や非共有電子対といった有機化学の専門用語が出てきたので，ずいぶんと頭も痛くなったことでしょう．しかし，光線過敏症を化学構造式から理論的に解き明かした皆さんは，今後，光線過敏症の副作用の可能性がある薬剤を何の根拠もなくすべてを丸暗記する必要はなくなります．そして改めて，化学構造式の情報源としての有用性を認識されたはずです．このように構造式から副作用を考え，理解できる楽しさを味わうのは，間違いなく薬剤師にしかできないことです．

Memo

1) 共役構造って？

　共役構造とは二重結合と単結合の繰り返し構造のことと思っていただければよいです．この繰り返し構造を電子が行き来できます．

ケトプロフェンでは以下のように電子が動けます．

この図は次のように表すこともあります．

　-------- は，電子が移動できる経路です．実際にはこのような感じに電子が移動できます．

2) 非共有電子対（ローンペア）って？

　高校化学で習ったことがある方も多いはずです．そう，配位結合などで活躍するアレです．簡単に説明すると，非共有電子対（ローンペア）とは，炭素（C）以外の，たとえば酸素（O），窒素（N），硫黄（S）の原子中にあり，直接結合にかかわっていない電子2つのペアのことです．このペアは紫外線に反応したり，ほかの元素と結合したり，とさまざまな化学変化に関与します．

9 化学構造式を変形させて"見よう"！

プロローグ

　多くの薬剤の場合，同じ薬理作用や作用機序をもつ薬剤や，その作用にかかわっている生体内生理活性物質の構造の間には，共通する類似構造が存在しています．どんな薬剤でも，まずその"類似構造"を見つけだすことができれば基本骨格を読むのは簡単です．

　しかし，なかには少しひねくれ者の薬剤もあり，同じ薬理作用や作用機序をもちながらも，その構造がまったく違って見えるものもあります．「よし，構造式を読むぞ！」と思った矢先に，このような薬剤に出会ってしまったら，逆に二度と読みたくなくなってしまいますよね．ところがそのような薬剤でも，少し視点を変えてみることにより，すぐに類似構造を見つけだせることが多くあります．

　本項ではそんなひねくれ者のなかから，ごく身近な薬剤である非ステロイド性消炎鎮痛薬（NSAIDs）について説明をします．

NSAIDsの類似構造を探してみよう！

　多くのNSAIDsはシクロオキシゲナーゼ（COX）を阻害することにより薬理作用を発揮するといわれています．しかし，NSAIDsは構造の違いから「オキシカム系」「酢酸系」などと系統が細かく分類された薬剤でもあります．**図2-52**には，それぞれの系統のなかで代表的なNSAIDsの構造式を示しましたが，共通する類似構造を見つけだすことができますか？　確かに一見，何の共通性も持たない構造式が3つ並んでいるかのように見えるでしょう．しかしこの構造中にも，しっかりと類似構造が隠れているのです．

　それでは早速，共通する類似構造を探しだしましょう．**図2-53**に示したジクロフェナクの構造式中の太線で示した部分に注目してください．この部分こそ，NSAIDsで注目すべき構造であり，この構造に注目しながらほかの構造式をもう一度見ると，それぞれの薬剤の構造式中にも**図2-53**の青線部分と類似した構造が含まれていることがわかります．この構造こそNSAIDsの基本骨格と考えられます．

　しかし，今回の類似構造はわかりにくいだけでなく，「本当にこれが基本骨格なの？」という疑問が生まれるかもしれません．**図2-53**に示した類似構造部分も，薬剤によって少

ジクロフェナク（ボルタレン）
【フェニル酢酸系NSAIDs】

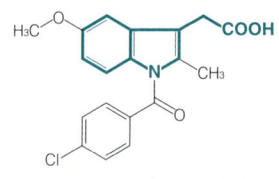

インドメタシン（インテバン）
【インドール酢酸系NSAIDs】

ロルノキシカム（ロルカム）
【オキシカム系NSAIDs】

図2-52 代表的な非ステロイド性消炎鎮痛薬（NSAIDs）の化学構造

図2-53 ジクロフェナク中のNSAIDs基本骨格

しずつ異なる構造をしているし，その類似骨格も何を意味しているか見当もつかないからです．このような時は，作用機序もあわせて考えてみましょう．

NSAIDsとアラキドン酸の構造を比較してみよう！

疼痛や炎症を引き起こす主な生体内活性物質はアラキドン酸から生成されるプロスタグランジンE_2（PGE_2）です．その生成過程において，COXはアラキドン酸を取り込み，プロスタグランジンG_2（PGG_2）を生成する役割を担っています．その後，PGG_2から数ステップを経てPGE_2が生成されます（**図2-54**）．

ここでアラキドン酸の構造式に着目します．アラキドン酸の構造は**図2-54**で示した形を常にとっているわけではなく，生体内ではいろいろな形（コンフォメーション）に変形して存在しています（**図2-55**）．これらは，アラキドン酸がとりうるコンフォメーションのほんの一部ですが，アラキドン酸がさまざまな形で存在することを実感していただけることでしょう．

ここでアラキドン酸のあるコンフォメーションの構造式と，各NSAIDs（インドメタシン，ロルノキシカム）の構造式を重ねてみると，おどろくことに，アラキドン酸の適当なコンフォメーションとNSAIDsの構造が部分的に類似していることに気づくことでしょう（**図2-56**）．

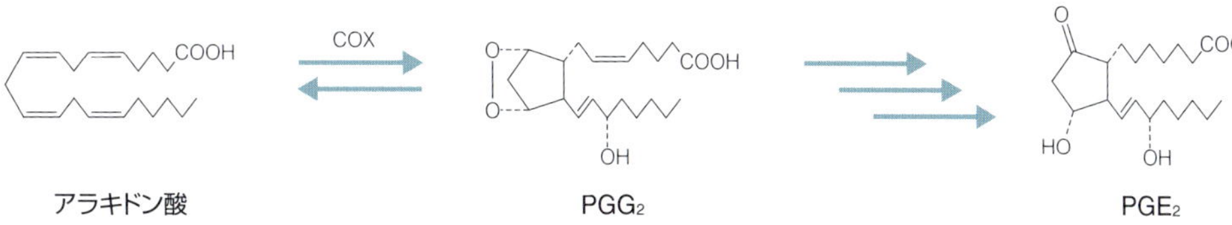

図2-54 アラキドン酸カスケードにおけるPGE₂合成

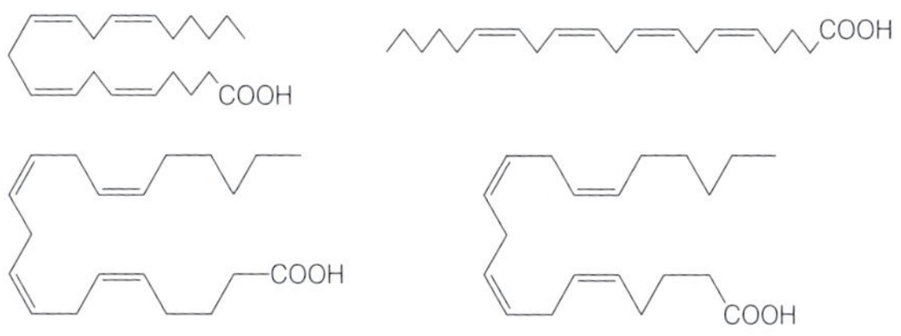

図2-55 アラキドン酸のコンフォメーションの例

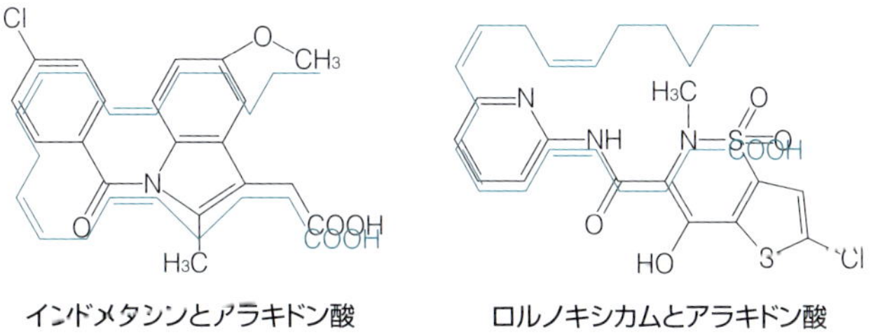

インドメタシンとアラキドン酸　　ロルノキシカムとアラキドン酸

図2-56 アラキドン酸とNSAIDsの重ね合わせ

つまり，NSAIDsが作用を発揮する理由の1つは，NSAIDsとアラキドン酸の類似構造の存在により，COXがNSAIDsをアラキドン酸と間違えて取り込んでしまうということなのです．また，基本骨格の多少の違いは，標的としたアラキドン酸の構造がさまざまなコンフォメーションをとることから理論的に説明することができます．

ロキソプロフェンの構造は？

次に，NSAIDsのなかでももっとも代表的な薬剤といえるロキソプロフェンの構造について考えてみましょう．図2-57に示した，ロキソプロフェンの構造式をみると，一瞬，「おや？」と思いませんか．なぜなら，その構造中に今まで説明してきたNSAIDsの基本骨格がまっ

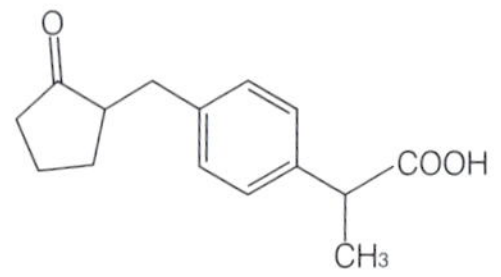

図2-57 ロキソプロフェン（ロキソニン）の化学構造

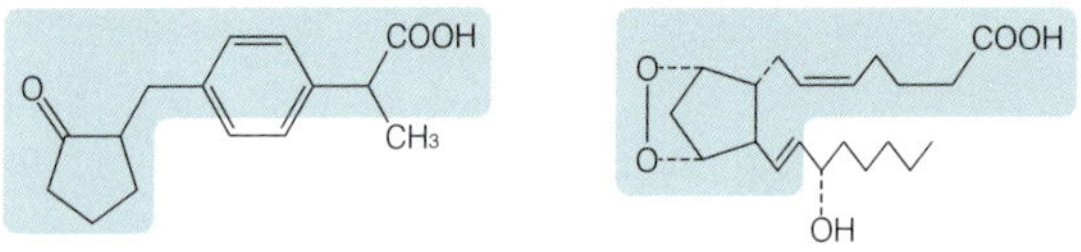

図2-58 ロキソプロフェンとPGG₂の化学構造の比較

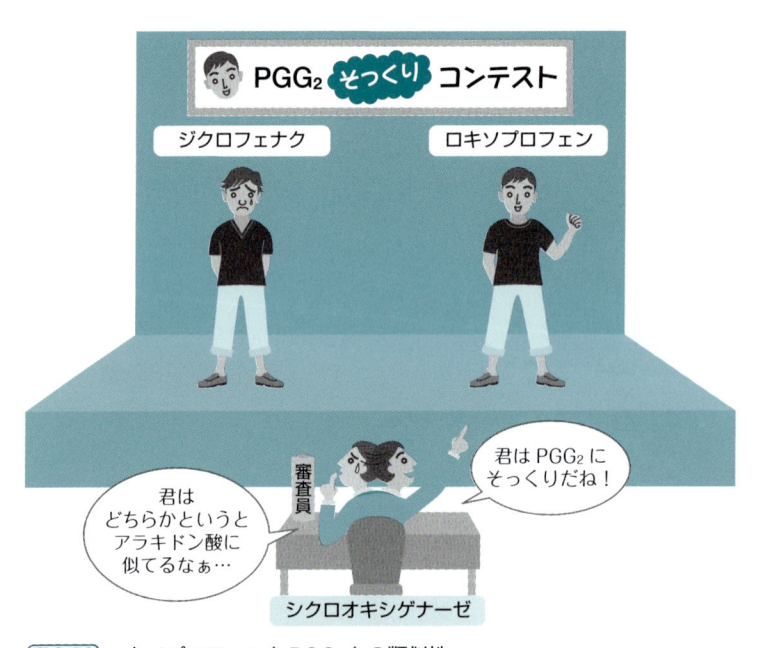

図2-59 ロキソプロフェンとPGG₂との類似性

たく見当たらないからです．でも，あわてることはありません．図2-58に示したPGG₂の構造と比較すれば，この理由は明白です．

ご覧の通り，ロキソプロフェンの構造はアラキドン酸ではなくPGG₂の構造に類似しています．COXはアラキドン酸からPGG₂へと変換する酵素なので，PGG₂とも高い親和性を持っています．ロキソプロフェンはこれまで説明したNSAIDsとは違い，PGG₂と類似

構造を有するためCOXに取り込まれ，その結果PGE$_2$の生成が阻害されることになるのです（**図2-59**）．

　今回は，これまでに説明した薬剤の構造式と比べると，化学構造式を変形させて考えなくてはならない分，少し複雑に感じるかもしれませんが，化学構造式を読む際に，その構造式が何を表しているのかがわからなくなった時は，いろいろな形に変形させてみるのも1つの方法です．もしかしたら，そこに解決の糸口があるかもしれません．

> **Memo**
>
> ロキソプロフェンは一部が体内で代謝を受け，より作用が強い代謝活性物（右図参照）となり，添付文書にも"プロドラッグ"との記載があります．今回はロキソプロフェンの未変化体自体にもわずかながら同様の薬理作用があることから，未変化体で説明いたしました．興味のある方は下記の構造式と生理活性物質の構造式を比較してみてください．何か新しい情報が読みとれるかもしれませんよ．
>
> **ロキソプロフェンの代謝活性物**

10 化学構造式を切って"見よう"！

プロローグ

　前項のNSAIDsの例からもわかるように，薬剤のなかには同一の薬理作用や作用機序を有していながらも，基本骨格が化学構造中に隠れてしまい非常に見つけづらくなっているものがあります．このような薬剤を目の当たりにすれば，皆さんが「なかなか見つけられない」「やっぱり構造式は難しい」と感じてしまうのも無理はないことかもしれません．しかし，薬剤の基本骨格を導きだすことは，医療関係者のなかでも薬剤師だけが実現できる医療提供の第一歩であると，すでに多くの方が実感されているはずです．そこで本項では，他系統に分類されている薬剤が共通に有している基本骨格を，前項とは違ったアプローチから導いていきたいと思います．テーマはオピオイドです．

　"オピオイド"から真っ先に連想する薬剤といえば，やはり，がん性疼痛に用いられる"麻薬"ではないでしょうか．多くの薬剤師は"麻薬"と聞くと「何か難しい話がはじまるのでは？」と身構えてしまうことでしょう．でも，ほとんどの麻薬に関しては，共通する基本骨格を見つけだすこともけっして難しいことではありません．

麻薬の化学構造式を切って見よう！

　図2-60に示した強オピオイドのモルヒネと弱オピオイドのコデインの化学構造式からもわかるように大半の麻薬は化学構造式自体が基本骨格といえます．

　しかし，なかには同じ麻薬に分類されていながら，ほかの薬剤とは異質な化学構造をもつ"ひねくれ者"がいます．その薬剤の代表格がフェンタニル（デュロテップ）です．図2-61

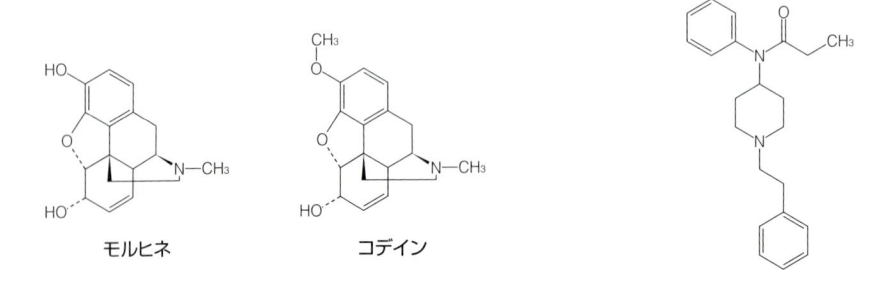

図2-60 モルヒネとコデインの化学構造の比較

図2-61 フェンタニル（デュロテップ）の化学構造

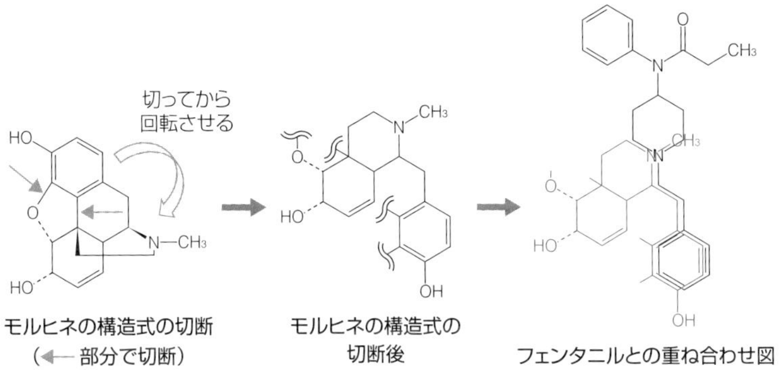

図2-62 モルヒネの構造式からフェンタニルとの共通構造の切りだし

　に示したフェンタニルの化学構造式を見ればすぐに構造の違いがわかります．これだけ構造が違うのですから，フェンタニルはほかの麻薬とは異なる薬理作用を発現するのでしょうか？　まさか，そのようなことがあるはずがありません．それでは，フェンタニルもほかの麻薬と同一の薬理作用，作用機序を有している根拠となる，互いに共通する化学構造を見つけだしていきましょう．

　とはいっても，これだけ異なる化学構造から共通する部分を見つけだすためには，単に化学構造式を眺めているだけでは，とても効率的とはいえません．まずは麻薬の代表的な薬剤であるモルヒネの化学構造を使い，その暑苦しく複雑な構造式をフェンタニルのようにすっきりと切ってしまいましょう．すると，フェンタニルによく似た構造が切りだされてくることがわかりますか？　この構造とフェンタニルの化学構造を重ね合わせてみれば，両剤には互いに共通する類似構造が存在することが明らかです（**図2-62**）．この共通する構造の存在から，一見するとほかの麻薬とまったく異なる化学構造を有しているフェンタニルも，ほかの麻薬と同じ薬理作用を発現する薬剤といえるのです．

　次に，"非麻薬性"に分類される薬剤はどうでしょうか？　いくら"非麻薬性"といっても，薬理作用あるいは作用機序を考えれば，当然，麻薬に分類される薬剤と化学構造上，何らかの共通性をもっていなければ逆に不自然ですよね．そこで，モルヒネと非麻薬性鎮痛薬のトラマドール（トラマール）の化学構造式を比べてみると（**図2-63**），両剤の化学構造全体は，まったく似ても似つかない構造にしか見えません．でも先ほどと同じようにモルヒネの化学構造をトラマドールの化学構造に似せるように結合を切断していけば，案外簡単に，互いに共通する構造を見いだすことができるのです．実際に**図2-64**に示したようにモルヒネの化学構造の真ん中の部分だけを残すように切断していき，切りだされた構造とトラマドールの化学構造の太線部分に着目すれば，両者は非常によく似た構造です．

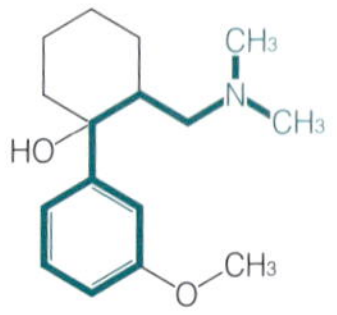

図2-63 トラマドール（トラマール）の化学構造

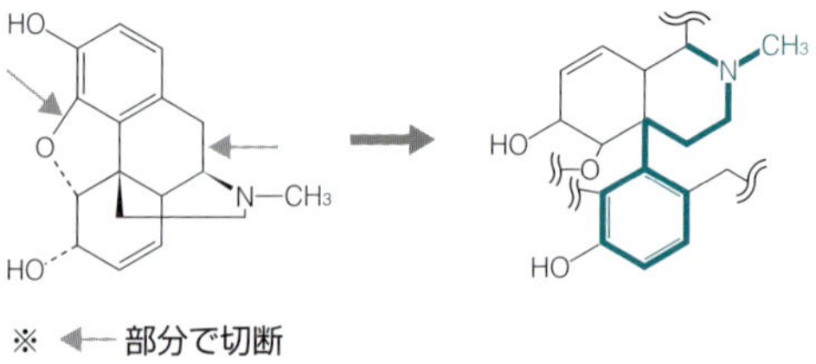

図2-64 モルヒネの構造式からトラマドールの構造の切りだし

※ ← 部分で切断

　以上のように"麻薬"に関連する薬剤の化学構造には必ず共通する構造が存在し，これらの構造はモルヒネの化学構造の結合を切断することにより，導きだしていくことができます．

鎮咳薬の共通基本骨格

　ところで，一般に"オピオイド"と呼ばれる薬剤は麻薬だけではありません．ご存じのとおり，オピオイドという言葉は"オピオイド受容体に作用する薬剤"という広い意味であり，皆さんはオピオイドに分類される薬剤を普段から頻繁に調剤しています．そのなかでもっともなじみの深い薬剤といえば，やはり鎮咳薬ではないでしょうか．さっそく図2-60で紹介したコデイン以外の鎮咳薬について，オピオイドに分類される根拠となる化学構造が存在するのかを確認していきましょう．図2-65には代表的な2つの鎮咳薬，チペピジン（アスベリン）とエプラジノン（レスプレン）の化学構造式を示しました．これらの薬剤も一見すると「本当に同じ系統なの？」という印象しか思い浮かばないかもしれません．しかし，同じ鎮咳薬であるコデインの複雑な化学構造を切断し構造式を単純化することにより，簡単に共通する構造を見いだしていくことができます．実際に図2-66に示したようにコデインの構造中の5つの結合を切断していくと，複雑だったコデインからシンプルな構造が切りだされ，この構造とチペピジン，エプラジノンの化学構造式中の青線部分に着目すれば，それぞれがしっかりと重なり合うことがわかります．つまり，すべての鎮咳薬に共通するこの化学構造こそ鎮咳薬の基本骨格であり（図2-67），そればかりか，この構造は先ほどのモルヒネやトラマドールに共通する構造と同一構造であることから，オピオイドに共通する基本骨格といえることもできるのです．

チペピジン（アスベリン）　　エプラジノン（レスプレン）
図2-65 代表的な鎮咳薬の化学構造

図2-66 コデインの構造式の切断　　**図2-67** 鎮咳薬の基本骨格

※ ← 部分で切断

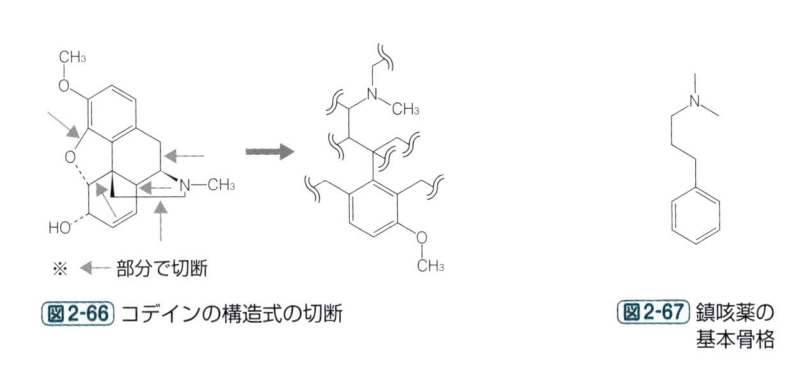

オピオイド系薬剤を見つけだす

　さて，ここまではオピオイドの基本骨格を見つけだす方法についてお伝えしてきました．しかし，そもそも薬剤の基本骨格を見つけださなければならない理由とは，いったい何でしょうか．

　通常，処方せん鑑査の際に1つの処方中に2種類以上の同一系統の薬剤が処方されていれば，それは実質的な重複投与であると考え，医師に疑義照会をすることでしょう．しかし，薬剤によっては添付文書中にその薬剤がどの系統に分類される薬剤なのか明記されていないために，たとえ同一処方中に同一系統の薬剤が複数処方されていたとしても気がつかないことがあります．たとえば，今回お伝えしたオピオイド系薬剤では止瀉剤として有名なロペラミド（ロペミン）があげられます．これは**図2-68**に示したロペラミドの化学構造式と先ほどのオピオイドの基本骨格を比較すれば一目瞭然です．

　しかし，ロペラミドの添付文書中にはロペラミドがオピオイド系薬剤である旨の記載どころか，ほかのオピオイド系薬剤との併用に関する注意喚起も一切記載されていません．それを示唆する添付文書上の記載といえば，過量投与の項に記載された「ナロキソン」とい

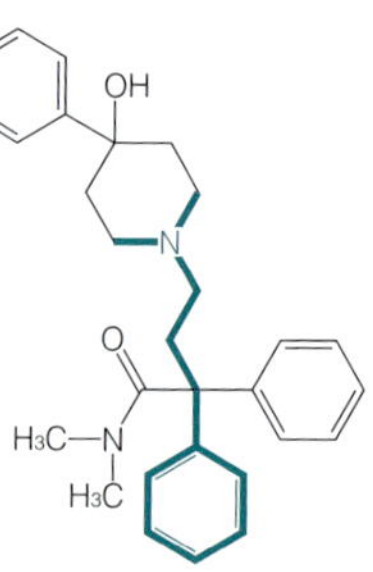

図2-68 ロペラミド(ロペミン)の化学構造

```
※※8. 過量投与
    徴候、症状：
        外国で、ロペラミド塩酸塩液剤の過量投与により昏
        睡、呼吸抑制、縮瞳、協調異常、筋緊張低下、傾眠、
        尿閉等の中毒症状がみられ、また、腸管壊死に至る麻
        痺性イレウスにより死亡に至った例が報告されている。
    処置：
        これらの症状がみられた場合にはナロキソン塩酸塩を
        投与する。本剤の作用持続性に比べ、ナロキソン塩酸
        塩の作用は短時間しか持続しないので、必要な場合に
        はナロキソン塩酸塩を反復投与する。
```

図2-69 ロペミン®添付文書における"オピオイド"に関する記載
(ロペミン®医療用医薬品添付文書より抜粋)

う言葉だけです(図2-69)．いくらなんでも，処方せん鑑査時，この記載だけで「ロペラミド＝オピオイド系薬剤」と読み取らなくてはいけないとすれば，現場の薬剤師にとってはちょっと酷な話です(ナロキソンはオピオイド受容体の拮抗薬であり，このナロキソンによって中毒症状が緩和されるロペラミドはオピオイド系薬剤ということになります)．

でも，なかには「添付文書中に記載されていないのだから，特に注意する必要はない」と考える方もいるかもしれません．たしかにロペラミドに限れば，中枢への作用が少ないため，ほかのオピオイド系薬剤と併用しても大きな問題とはならないのかもしれません．だからといって，薬の専門家である薬剤師がすべての薬剤に対し「添付文書中に記載されていない」という理由だけで見過ごしてしまってもよいのでしょうか．過去に起きてしまった薬害事件のような悲惨な過ちを再び招かないためにも，薬剤に関する情報を添付文書の活字だけに頼らず，化学構造式を読み，基本骨格を知り，薬剤の本質を理解して事故を未然に防ぐ努力をすることが薬剤師の使命でもあるはずです．

化学構造式を楽しむ

　本項では,オピオイドを題材にして,基本骨格を探し出すには「化学構造式を切ってみ(見)よう!」という手法を解説いたしました.しかし残念ながら,今回のオピオイドだけでは,なかなか慣れないというのが正直な意見ではないでしょうか.こればかりは多くの化学構造式を読み,慣れていただくしかないと思います.まずは,知っている同一系統の薬剤から,その化学構造式を切ったり変形させたりと,あれこれと考えてみることで,目的とする基本骨格を見つけだす手法が次第に身につくはずです.そして,基本骨格を導きだした時の"パズルを完成させた後にも似た驚きや達成感"を味わってください.

> **Memo**
>
> チペピジンの構造式の太線部分は,よく見るとベンゼン環(○)ではなくチオフェン環(☆)になっており,異なる構造にも見えます.しかし実は,生体内での性質はベンゼンとチオフェンはほぼ同等なため,チペピジンも同じ基本骨格をもつとみなすことができます.このベンゼンとチオフェンのように,異なる構造でありながら,生体内でほぼ同じ性質を示す部分構造は,生物学的等価体(バイオアイソスター)と呼ばれています.
>
> チペピジン(アスベリン)

11 光学活性体とラセミ体

プロローグ

　近年，続々と発売されている「○○の光学活性体」と呼ばれる薬剤は，化学構造が類似しているどころか見た目がまったく同じ薬剤であるにもかかわらず，副作用や相互作用といった性質でまったく異なるものを指します．光学活性体と呼ばれる薬剤以外では，現在市販されているほとんどの薬剤はラセミ体と呼ばれるものです．このラセミ体とは，大学時代に有機化学の講義で聞いたことがあるかと思いますが，「鏡に写ったもの同士」「右手と左手」というように説明されます．つまり，見た目が同じでも互いに重なり合わない2つの化合物（異性体）が1：1で混ざり合って存在する混合物のことです．そして，光学活性体はラセミ体とは逆に，右手と左手の関係にある2つの異性体のうち，右手なら右手だけ，左手なら左手だけというように，どちらかの異性体のみで製剤化された薬剤のことです（図2-70）．

光学活性体とラセミ体はどう違うのか？

　では，なぜ光学活性体の薬剤は同じ化学構造をもつラセミ体の薬剤とは異なる性質を有しているのでしょうか？

　これは，薬剤と受容体や酵素との関係を"ボルトとナット"に例えると非常に理解しやすくなります．ボルトとナットは，いくら見た目の大きさや形が同じでも，肝心の空間的な

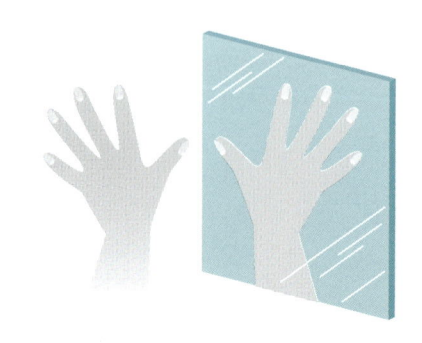

図2-70　ラセミ体のイメージ ―右手と左手―

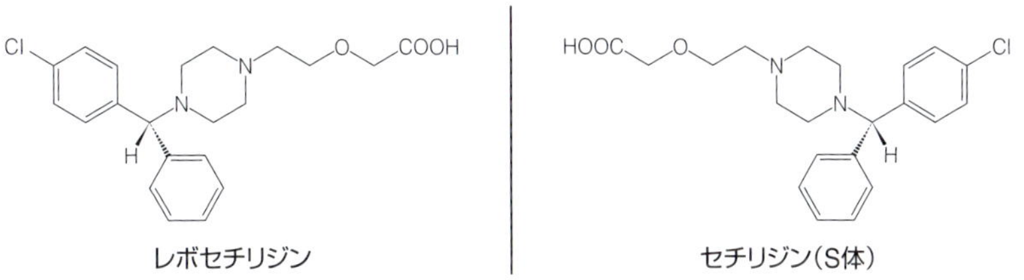

図2-71 レボセチリジンとセチリジン(S体)の化学構造

形状が一致しなければ当然,噛み合うはずがありません.つまり,右巻きのボルトなら右巻きのナットしか噛み合わないのです.同じように薬剤と受容体あるいは酵素との関係でも,いくら化学構造の大きさや形が同じでも受容体や酵素が形づくる立体的な空間が一致しなければ結合することができないことは容易に想像できるはずです.そこで,アレルギー性疾患治療薬のレボセチリジン(ザイザル)を例に考えてみましょう.

レボセチリジンは,セチリジン(ジルテック)の2つの異性体,R体とS体のうちR体のみを製剤化した光学活性体の薬剤です.ここで,**図2-71**をご覧ください.セチリジンを構成する互いに重なり合わない2つの異性体のR体とS体では,その立体的な違いからセチリジンの主なactive siteであるH_1受容体が形成する空間にはR体のみしか結合することができません.そして,もう1つの異性体であるS体はH_1受容体に結合することができず,眠気や倦怠感といった副作用を引き起こす受容体にしか結合することしかできません.このことから,セチリジンのR体のみを製剤化すれば,セチリジンの薬理効果を維持したまま,副作用のみを軽減した薬剤を理論的に導くことができるのです.ここにレボセチリジンが"スーパー・ジルテック"と呼ばれるゆえんがあります.

ラセミ体は"表の顔"と"裏の顔"!?

同様に,2つの異性体間で薬物代謝酵素との親和性がより低い異性体のみを製剤化することにより,他剤併用による相互作用の安全性を高めた薬剤がオメプラゾール(オメプラール)の光学活性体であるエソメプラゾール(ネキシウム)です(**図2-72**).

このように考えていくと,光学活性体の薬剤って,なんだか人間の"表の顔"と同じように感じませんか? 人間なら誰だって普段は他人に見せない裏の顔をもっているはずです.この表と裏の顔をもつ人間の性格は,早い話が,見た目は同じ化学構造でありながら2つの異なる性質をもったラセミ体とまったく同じようなものであり,他人とうまくコミュ

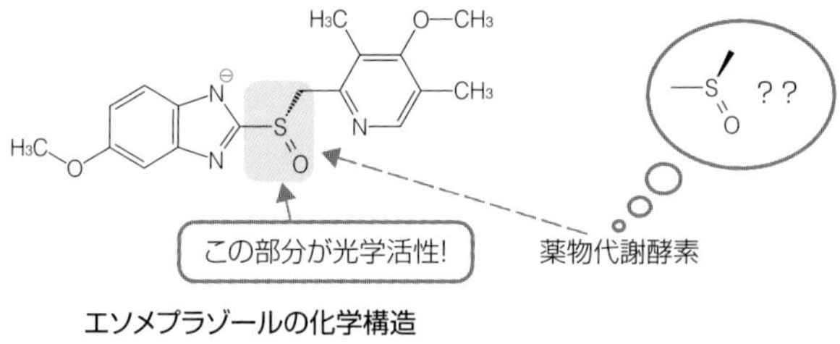

エソメプラゾールの化学構造

図2-72 エソメプラゾールに対する酵素の反応イメージ

ニケーションを築き，必要とされる人間になるのに使う顔（有効な薬理作用を発揮する形）は，もちろん"表の顔"だけですよね．

Column ② なぜ，いまだにラセミ体が多いのか？

本編の"光学活性体"の項を読んだ薬剤師のなかには「それではなぜ，初めからセチリジン（ジルテック）ではなく光学活性体のレボセチリジン（ザイザル）を薬剤としなかったのか？」と疑問に感じた方もいるかもしれません．「もしかしたら，これは先発医薬品メーカーの後発医薬品に対する巧妙な経営戦略なのでは!?」なんてことが頭をよぎった方もいるかもしれませんね．

実はラセミ体（非光学活性体）の化学物質から光学活性体を分離したり，初めからその光学活性体のみを合成したりすることは，非常に高度な知識と技術が必要とされるのです．

2001年に名古屋大学大学院（当時）の野依良治先生が，医薬品では比較的単純な化学構造であるl-メントールの光学活性体を合成する研究を基礎としてノーベル化学賞を受賞したことからも，光学活性体を合成することがいかに難しいかわかると思います．そして現在でも，多くの研究者たちが効率的に光学活性体のみをつくりだす方法について，試行錯誤を重ねているのです．このように光学活性体のみを入手する技術がまだまだ発展途上であることが，いまだ薬剤の大半がラセミ体である最大の理由の1つなのです．

l-メントール　　　d-メントール

第3章

置換基を読む

1 置換基の大きさで作用範囲が決まる！？

プロローグ

　第2章では，「基本骨格」を意識して薬剤の化学構造式を"読む"ことの有用性をお伝えしてきました．基本骨格が医療現場での新たな情報源として活用できることを実感していただけたでしょうか．しかし，基本骨格は化学構造式が表す情報の片方でしかありません．前述したとおり，化学構造式は「基本骨格」と「置換基」の2つの要素から構成されています．そうです．基本骨格だけでなく置換基も読むことによって，化学構造式が表す情報をより多く得ることができるのです．

　では，置換基はいったい薬剤のどのような情報を表しているのでしょうか．第1章で，置換基は薬剤の作用時間の長短，あるいは薬物動態などの特徴を表していると説明しました（p.7参照）．

　たとえば，同じ効能・効果をもちながらも異なる薬剤へ処方内容が変更された時，その変更意図が理解できず，ただ「微調整です」の一言で終わらせてしまうことはありませんか？　本来ならそういう時こそ，薬剤師らしく薬剤の特徴を表す一言を付け加えて，わかりやすく説明したいところですよね．しかしながら，「添付文書を読んでも特徴がわからない」などの理由から，上手に説明できない時もあるのではないでしょうか．

　このような"説明したいけど説明できない"を解決できる情報源こそが置換基なのです．ここからは新たに，置換基が表す情報を取り入れながら構造式を読んでいきたいと思います．まずはその手始めとして，セフェム系抗菌薬の構造式を読んでみましょう．

セフェム系抗菌薬の"基本骨格"を読んでみよう！

　まず初めにセフェム系抗菌薬の作用機序のおさらいです．細菌の細胞壁はペプチドグリカンという物質で形成されています．ペプチドグリカン同士は互いに結合し，より強固な細胞壁を形成しています．このペプチドグリカン同士を結合する段階で重要な役割を担うのがPBP（penicillin-binding protein）という酵素です．セフェム系抗菌薬は，このPBPの働きを阻害することにより抗菌作用を発揮しています．ではセフェム系抗菌薬は，具体的にどのようにしてPBPの働きを阻害しているのでしょうか？　まずはセフェム系抗菌薬の基本骨格を"読んで"考えてみましょう．

図3-1 代表的なセフェム系抗菌薬の化学構造と基本骨格

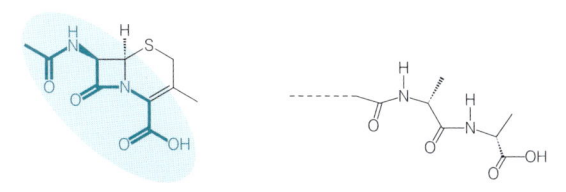

セファクロル（ケフラール）　セフカペン ピボキシル塩酸塩（フロモックス）　セフェム系抗菌薬の基本骨格

図3-2 セフェム系抗菌薬の基本骨格とペプチドグリカンの構造の比較

セフェム系抗菌薬の基本骨格　ペプチドグリカンの末端の部分構造

　図3-1にセファクロル（ケフラール）とセフカペン ピボキシル塩酸塩（フロモックス；以下，セフカペン）の構造式と，2つの構造間で共通する構造，すなわちセフェム系抗菌薬の基本骨格を示しました．ご覧のとおり，この基本骨格とペプチドグリカンの末端部分の構造を比較すれば，両者の間に類似する構造が存在することは一目瞭然です（図3-2）．

　つまり，通常PBPはその役割を果たすためにペプチドグリカンを取り込みます．しかし，その周辺にペプチドグリカンと類似構造を有するセフェム系抗菌薬が存在すると，PBPはセフェム系抗菌薬をペプチドグリカンと間違えて取り込んでしまい，結果的に細胞壁が合成されなくなるのです．これは，多くの薬剤が生体内のアバウトな性質を利用して薬理作用を発揮しているのと同じで，セフェム系抗菌薬もPBPのアバウトな性質を利用し，その抗菌作用を発揮しているのです．

"置換基"からは何がわかるの？

　それでは基本骨格以外の構造である置換基は，いったいセフェム系抗菌薬の何を表しているのでしょうか．

　セフェム系抗菌薬は，開発時期や抗菌スペクトルによって第一～第三世代（第四世代）と

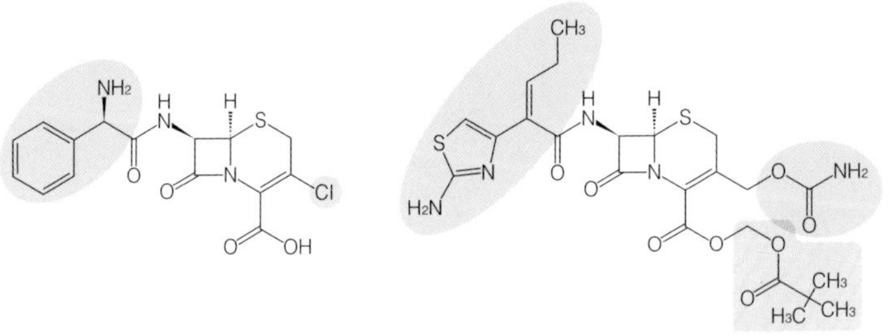

図3-3 セフェム系抗菌薬の置換基の比較

セフカペンの　　はプロドラック化されているため，単純に比較することはできません．そのため今回では比較の対象から除外しています（プロドラックに関しては p.132 で詳しく説明します）．

分類され，世代が進むにつれて抗菌スペクトルが拡大します．そして，抗菌スペクトルの範囲は，その薬が菌種によって少しずつ異なる構造をもつPBPのうち，どれだけの種類のPBPを阻害できるかによって決定されるため，より多くの種類のPBPに作用できるものほど抗菌スペクトルは拡大します．つまり，より多種類のPBPに取り込まれるためには，PBPとセフェム系抗菌薬が結合する部分がより大きいことが重要なファクターの1つになります．非常に乱暴な言い方をすれば"大は小を兼ねる"といったイメージでしょうか．つまり，より大きな構造を有した薬剤がより広い抗菌スペクトルを持つ可能性があるということです．

これを踏まえて，第一世代に分類されるセファクロルと，より広い抗菌スペクトルを有する第三世代のセフカペンの構造を比較してみましょう．**図3-3**に示すとおり，セファクロルに比べてセフカペンの置換基はずいぶんと大きく，その違いは明らかです．それぞれの基本骨格の同じ部位に結合する置換基同士を比較すれば，その差は歴然です．

つまり，大きな置換基を有するセフカペンは，より多くの種類のPBPにも対応することができ，抗菌スペクトルが置換基の大きさの分だけが広がったと考えると，両者の抗菌スペクトルの違いを非常にうまく説明することができます．

この関係を身近なものでいうと，木の枝を剪定する剪定バサミに例えることができます．通常の大きさの剪定バサミ（セファクロル）では届かない大きな木や枝ぶりの激しい木（少しずつ構造が異なるPBP）を剪定する場合には，より長い柄（置換基）を持つ剪定バサミ（セフカペン）でなければ，その木の枝を剪定することはきません．つまり柄の長さの分だけ，剪定できる木の種類（抗菌スペクトル）が広がるというわけです（**図3-4**）．

第3章 置換基を読む

比較的小さなハサミ（セファクロル）だと，大きな木（構造の異なるPBP）には届かない．

セファクロル

PBP

セフカペン

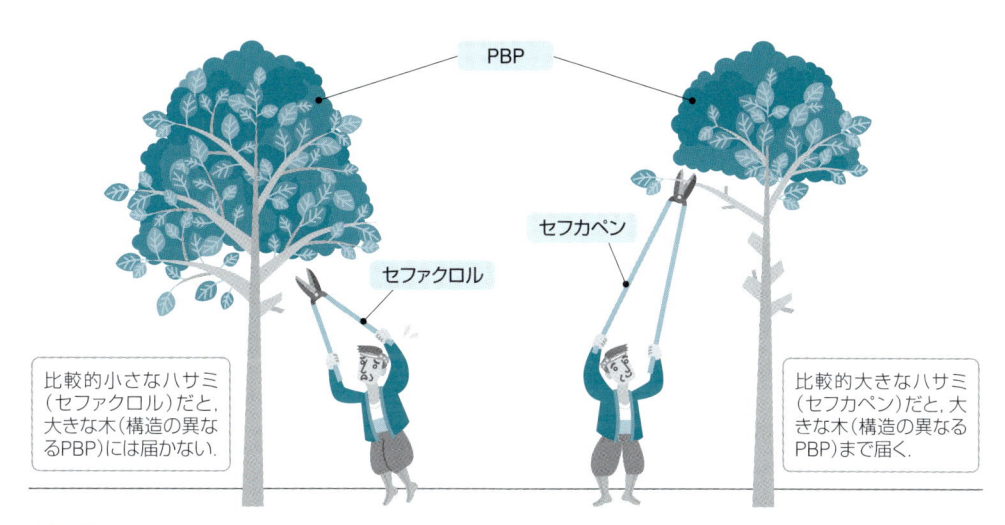

比較的大きなハサミ（セフカペン）だと，大きな木（構造の異なるPBP）まで届く．

図3-4 置換基の大きさと抗菌スペクトルの関係

置換基は薬剤の個性を表している！

　どうでしたか？ もしかしたら，「よし，置換基を読むぞ！」と意気込んでいた方にとっては，少し肩透かしだったかもしれませんね．しかし，これまで薬剤間における抗菌スペクトルの違いを把握するために「これは○○世代」と一つひとつ記憶していたものを，構造式を見て置換基の大きさを比較するだけで，どちらの薬剤の抗菌スペクトルが広いのかを予測できます．記憶しなければならないことをあえて1つだけあげるのであれば，「抗菌スペクトルの広さ＝置換基の大きさ」ということだけです．

　置換基は"難しい"というイメージを一度もってしまうと，なかなか頭のなかから離れないかもしれません．しかし，基本骨格を理解した時と同様に，置換基も読むことに慣れてしまえば意外に単純で理解しやすいものです．

　置換基を読むことで置換基が表す情報を理解し，その情報を伝える手段を身につければ，実際に薬剤の個性についての説明が必要となった時には，これまでとは一味も二味も違った薬剤情報の発信ができる薬剤師になっていることでしょう．

Column 3

置換基1つ分の大きな差
―ペニシリン系とセフェム系―

　1929年，フレミングによりペニシリンが発見され，1948年にはセファロスポリンも発見されました．両薬剤とも改良が重ねられ，現在に至るまでに多種類の薬剤が創られています．

　ご覧のとおり，両剤の基本骨格は確かに違いますが，抗菌作用を発揮する部分の構造はまったく同じなのです（　部）．つまり作用機序から考えれば，この両剤は同一系統の薬剤と分類されてもおかしくない，いわば兄弟のような関係といえるのです．

　しかし現在では，両剤の医療現場での存在感には大きな差があり，ペニシリン系の薬剤に比べ，セフェム系の薬剤のほうがはるかに種類も多く，高頻度で使用されています．実はその理由は，基本骨格に結合する置換基の数にあるのです．以下に示す化学構造からもわかるように，ペニシリン系は基本骨格に直接結合する置換基（R）が1個であるのに対し，セフェム系には2個の置換基が存在しています．このたった1つの差が決定的な違いを生んでいるのです．

　抗菌薬は発見当初から，さまざまな場面での活用を期待されました．内用薬，注射剤，塗薬，点眼，点耳などでの使用，作用時間の長短，代謝経路のコントロール，ターゲットとする細菌類の拡大，耐性菌に対する対策など，これらはすべて医療現場で必要とされる薬剤の個性です．このニーズに応えるために薬剤の個性を創りだす源になるのが置換基なのです．つまり，セフェム系の薬剤のほうがペニシリン系の薬剤よりも種類が多く，高頻度で使用されている理由とは，置換基が1つのペニシリン系よりも，2つの置換基を有するセフェム系のほうがより多彩な個性をもたせるのに適した構造だったからなのです．

ペニシリン系　　　　　セファロスポリン系（セフェム系）

2 置換基の大きさで作用時間も変わる！？

プロローグ

　一見難しそうにみえる置換基も，そこから情報を得ること自体はけっして難しいことではありません．大切なことは構造式中の置換基を見た時に「この薬剤の置換基は○○だ」「ほかの薬剤に比べて○○だ」，または「何だこれは？」などと，置換基に対する感覚的な印象をもっていただくことです．前項では，もっとも感覚的にとらえやすい"置換基の大きい・小さい"から，セフェム系抗菌薬がもつ抗菌スペクトルの広さの違いを理解しました．しかし，"置換基の大きい・小さい"から得られる情報はそれだけではありません．今回のテーマは"置換基の大きさと作用時間"です．

　薬剤の作用時間は，患者さんへの服薬説明ではもちろん，さまざまな機会で話題に上ります．そのような時に「なぜ，その作用時間になるのだろう？」と，疑問をもったことはありませんか？　疑問をもたないにしても，実際に患者さんや医師からそのような質問を受けたとしたら，皆さんはどのように答えますか？「添付文書に記載されているから」では，薬の専門家の答えとしては少し物足りないですよね．そこで，本項では薬剤のなかでも特に作用時間のバリエーションが多いものの1つである，ジヒドロピリジン（DHP）系カルシウム（Ca）拮抗薬からその答えを探っていきましょう．

カルシウム拮抗薬の置換基と作用時間の関係は？

　図3-5に3種類のCa拮抗薬，ニフェジピン（アダラート），ニルバジピン（ニバジール）そしてアゼルニジピン（カルブロック）の構造式を示しました．見てのとおり，その構造の大きさはニフェジピン，ニルバジピン，アゼルニジピンの順に大きいことがわかります．これらの薬剤は，構造中に基本骨格であるジヒドロピリジン骨格（DHP骨格）を共通してもつことから（**図3-6**），構造の大きさの違いは，置換基の大きさの違いと言い換えることができます．では，この置換基の大きさの違いはCa拮抗薬のどのような個性を表しているのでしょうか．

　Ca拮抗薬はCaチャネルを阻害し，細胞内へのCaの流入を防ぐことにより薬理作用を発揮します．ここで，**表3-1**に前述の3種類の薬剤の添付文書に記載されている1日投与回数と作用時間，置換基の大きさとの関係を示しました．まず，作用時間が長いほど，1日の

ニフェジピン(アダラート)　　ニルバジピン(ニバジール)　　アゼルニジピン(カルブロック)

図3-5 代表的なジヒドロピリジン系カルシウム拮抗薬の化学構造

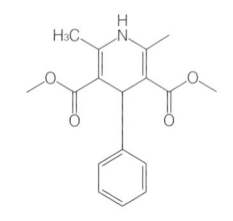

図3-6 ジヒドロピリジン骨格

表3-1 カルシウム拮抗薬の作用時間と置換基の大きさの比較

	ニフェジピン	ニルバジピン	アゼルニジピン
1日投与回数	3回	2回	1回
作用時間	短		長
置換基の大きさ	小		大

投与回数が少ないことが確認できます．さらに，これらの薬剤の置換基の大きさと作用時間の両者にも相関関係が存在し，置換基が大きくなるに従い，作用時間も長くなっていることがわかります．

　この2つの関係は，Ca拮抗薬の構造中で，DHP骨格(基本骨格)がCaチャネルを阻害するための形，置換基が作用時間をコントロールするための役割と考えると，非常にわかりやすく理解することができます．つまり，ニフェジピンよりも大きな置換基をもつニルバジピンは，その作用時間はニフェジピンよりも長く，さらに大きな置換基を有するアゼルニジピンは当然，さらに作用時間が長くなることになります．

　これを身近なもので考えて，Ca拮抗薬をイスに例えてみれば，小さく簡素なイスよりも肘掛けのついた大きなソファのほうが，同じ腰をかけるにしても長くくつろいでいられますよね(**図3-7**)．どうでしょう？ここまでは，それほど難しい話ではないと思います．

置換基の脂溶性を高めるとどうなるの？

　さて，今日ではアゼルニジピンのような長時間作用型薬剤の創薬研究が非常に盛んに行われています．それは，長時間作用型薬剤により，患者さんの服薬アドヒアランスを飛躍的に向上させるのと同時に，一定の薬理効果を長時間にわたり継続することで，安定した治

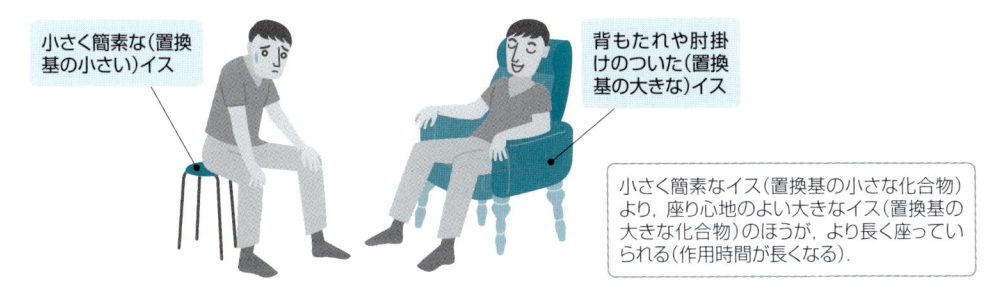

図3-7 置換基の大きさと作用時間のイメージ

療効果を期待できるからです．

　その創薬研究の課題の1つに，置換基の脂溶性を高める研究がとりあげられています．脂溶性の高い置換基を有する薬剤は，生体内の脂質二重膜で構成される細胞膜を通過しやすいため，吸収されやすい性質をもっています．そして，いったん吸収された薬剤は，細胞膜の脂質部分との高い親和性により，受容体の近くの細胞膜からなかなか離れません．そのため，一般的にイオンチャネルや受容体に直接作用する薬剤のなかでも，脂溶性の高い置換基を有する薬剤の作用時間は長くなるといわれています．

　しかし，"置換基の脂溶性を高める"とは，具体的にどういうことなのでしょうか．まず"脂溶性"とは，油に溶けやすく，水に溶けにくい性質のことですので，"置換基の脂溶性を高める"ということは，置換基を油に溶けやすく，水に溶けにくいものにするということになります．では，"置換基の脂溶性を高める"ためには，具体的にどうすればよいのでしょうか．有機化学の教科書では「置換基中の疎水部分の割合を高める」なんて，小難しい表現がされますが，これをおおざっぱに一言でいえば「置換基中の炭素原子（C）の数を増やす」ことです．置換基中の炭素が1つ，2つと増えていけば，その分脂溶性も徐々に高まっていくことになり，もちろん炭素が増えた分だけ置換基も大きくなっていきます．

　ここでもう一度，先ほどのアゼルニジピンの大きな置換基に注目してみましょう．見てのとおり，その大部分がCから構成されており，この置換基の脂溶性が非常に高いことが推測されます．つまり，この薬剤が長時間作用型の薬剤である理由は「大きな脂溶性の置換基を有していること」により，「脂溶性が高くなるため」ということになります．ここに，アゼルニジピンの作用発現機序がメンブランアプローチと呼ばれるゆえんがあるのです．

　このように置換基の脂溶性を高め，作用時間を長くした薬剤は，内服薬だけに限りません．その代表的な薬剤に，長時間作用型β_2刺激吸入薬であるサルメテロール（セレベント）があげられます．従来，β_2刺激吸入薬といえば，主に喘息発作時の対症療法薬として使用され

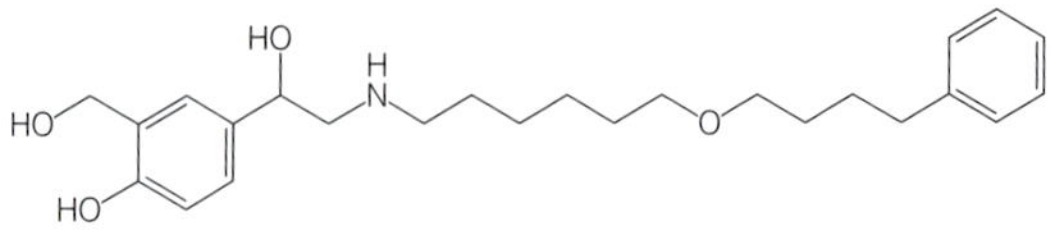

図3-8 サルメテロール（セレベント）の化学構造

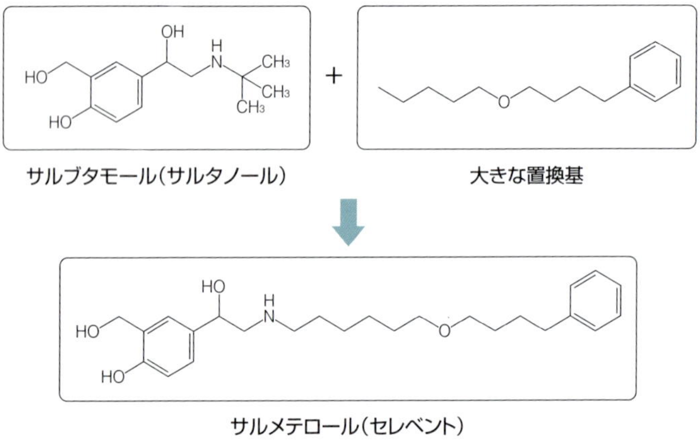

図3-9 サルブタモールとサルメテロールの比較

てきた薬剤です．しかしサルメテロールの誕生により，その長時間作用型という特徴を生かして，気管支喘息や慢性閉塞性肺疾患の治療コントロールにβ_2刺激吸入薬を用いるようになったのです．

この薬剤が長時間作用型薬剤である理由は，**図3-8**に示した構造中の大きな置換基に注目すれば，一目瞭然です．多くの炭素が連なる脂溶性の高い置換基を有したサルメテロールは，気管支平滑筋細胞の細胞膜に染みこみやすく，β_2受容体付近に長い時間滞留するため，作用時間が長くなるのです．

実はサルメテロールは，それまでの薬剤と比べてまったく新しい薬剤というわけではありません．よく見ると，長い置換基をなくしてしまえば，従来から短時間作用型β_2刺激吸入薬として使用されるサルブタモール（サルタノール）の構造とほとんど同じなのです（**図3-9**）．つまりサルメテロールは，サルブタモールに脂溶性の高い大きな置換基を加えることにより新たな臨床的価値を生んだ薬剤といえるのです．

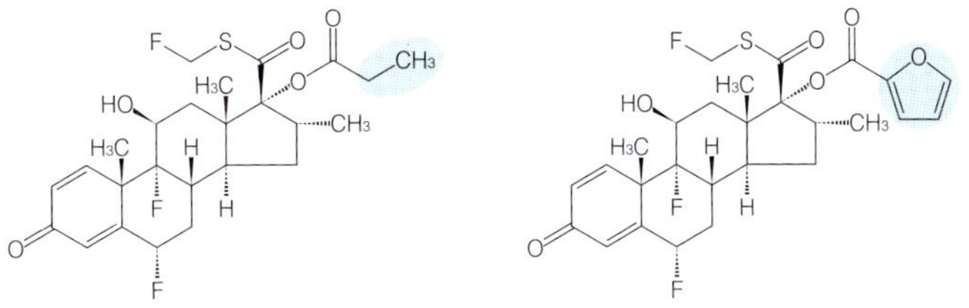

フルチカゾン(フルナーゼ)　　　　フルチカゾンフラン(アラミスト)

図3-10 代表的なステロイド性鼻炎治療薬の化学構造

作用時間の違いを置換基の大きさから説明してみよう！

　最後に問題です．**図3-10**に示した2つの薬剤のうち，どちらの作用時間のほうが長いでしょうか？　もうおわかりですね．答えは右側に示した薬剤です．2つの薬剤は，いずれもステロイド性鼻炎治療薬として使用されているフルチカゾン(フルナーゼ)とフルチカゾンフラン(アラミスト)です．それぞれの1日の使用回数が，フルチカゾンは1日2回，フルチカゾンフランは1日1回であることから，フルチカゾンフランの作用時間が長いことは容易に予測できます．この理由はもう説明するまでもありません．両剤の構造は，同一の基本骨格(ステロイド骨格)を有していながらも，一部の置換基の大きさ，構成するCの数の違いにより脂溶性の程度が異なっており，この違いが作用時間の違いとして反映されているのです．

　いかがでしたか．置換基の大きさが薬剤の作用時間も表していることを十分に理解していただけたと思います．冒頭の「なぜ，その作用時間になるのだろうか？」という質問にも「○○の置換基は比較的大きい(小さい)から」「○○の置換基の脂溶性は高い(低い)から」と説明するだけで，ずいぶんと専門家らしい答えになると思いませんか．このように作用時間に関する質問に対しても，ぜひ，置換基を読んで説明してみてください．これまでとは違った答えを伝えることができると思います．難しい答えをどれだけ相手にわかりやすく，そして明快に伝えることができるか，これも薬剤師の技能の1つです．

3 置換基の大きさで選択性も得られる!?

プロローグ

　ここまで説明してきた置換基の"大きい・小さい"には，さらに多くの情報が含まれています．たとえば，今回解説する"選択性"です．

　近年，「作用の選択性」を謳い文句として掲げた薬剤が多く発売されています．これらの薬剤は選択性を高めることによって治療効果を高めるだけでなく，副作用や他剤との相互作用を減少させるなど患者さんに多くのメリットをもたらし，より良質な医療の提供に寄与します．そして薬剤師にとって，選択性に関する情報を医療現場で発信していくことは，非常に重要な業務の1つです．たとえば，ある薬剤で副作用が起きた患者さんに対して同じ薬効群で"選択性をもつ薬剤"へ変更された際に，「今回の薬剤は，以前の薬に比べて副作用が起こりにくいですよ」と一言添えるだけで，患者さんの不安をずいぶんと和らげることもできます．

　しかし，今日のめざましい科学技術の進歩により，新しい受容体，酵素などが次々と発見・同定され，そのたびに新たな選択性をもった薬剤が開発されています．新しく記憶しなければならない膨大な受容体や酵素名，そして選択性を目の当たりにすれば，「また覚えることが増えるのか…」と気が重くなる薬剤師もいるかもしれません．

　もし仮に「この薬剤の選択性の理由は〜だから」と簡単に選択性を理解できる方法があるとしたら，少しは気持ちも楽になり，"選択性"という個性をもっと身近に感じることができると思いませんか？

　そこで今回はまず，COX-2選択的阻害薬のセレコキシブ（セレコックス，図3-11）の構造から選択性について考えてみましょう．

COX-2選択的阻害作用を構造式から考えてみよう!!

　図3-12に示したのは，セレコキシブがCOX-2に対して選択性を発現する仕組みを解説したものです．この図は，セレコックスのインタビューフォームなどに掲載されており，一度は見たことがあると思います．皆さんは，この図からセレコキシブが選択性を有する理由をしっかり理解することができますか？多くの方は「構造式が書いてあって難しそう」「どうせわかりっこない」と思ってしまい，"セレコキシブは選択的"という事実だけを記憶に残しているだけではないでしょうか．しかし，実はこれも"大きい・小さい"とい

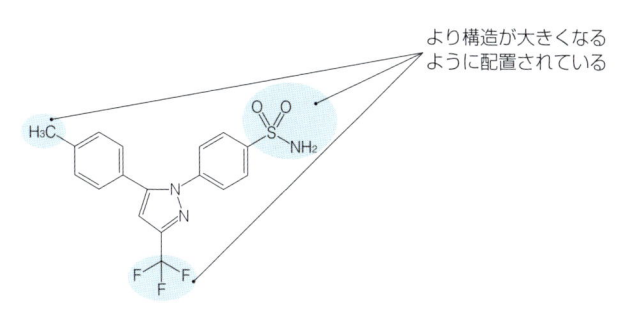

図3-11 セレコキシブ（セレコックス）の化学構造

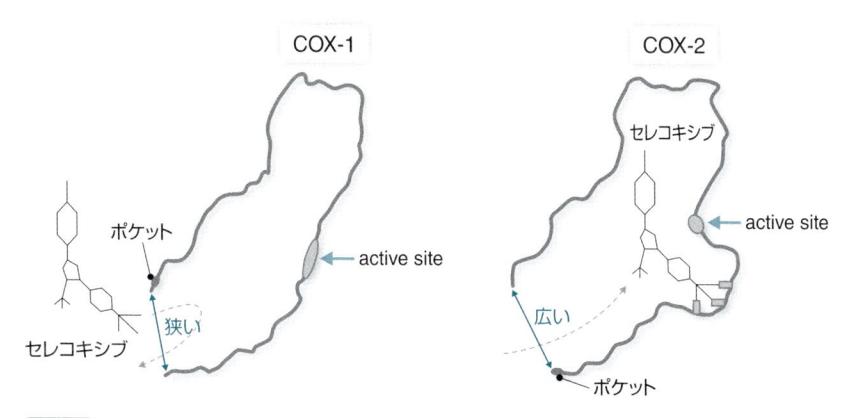

図3-12 セレコキシブのCOX-2阻害メカニズム
（セレコックス®錠 インタビューフォームより引用改変）

う視点から構造式を読むと，選択性の理由が推測できてくるのです．

　通常，薬剤が作用を発揮するためには薬剤が働く場所，いわゆるactive siteへ到達しなければなりません．それにはまず，ポケットといわれる受容体や酵素自身が作りだしている入り口を通過することが必要であり，ポケットを通過できない薬剤はactive siteへ到達できずに，作用を発現することができません．そこで図3-12に示されたCOX-1とCOX-2のポケットの大きさを比べてみると，その大きさがそれぞれ異なっていることがわかります．このポケットの大きさの違いとセレコキシブの構造の大きさが選択性を生みだしている一番の理由なのです．つまり，セレコキシブの構造はCOX-1のポケットより大きく，COX-1のactive siteには到達することができません．しかし，COX-2のポケットよりは小さいために，COX-2のポケットからactive siteに到達することができるのです．

　このように，構造がある一定の大きさであることが選択性を高めるカギとなるのは，セレコキシブだけに限りません．そして，多くの薬剤にとって，その構造の大きさに関与するのが置換基です．しかし，「ただ大きいというだけで本当に選択性が上がるの？」と，少し疑いたくもなりますよね．

β受容体遮断の選択性にも置換基が関係している!?

"選択性"という個性は，最近の薬剤に限らず，以前から多くの薬剤がもっています．たとえば，β遮断薬もその1つです．β遮断薬は古くから存在し，選択性が細かく分類された典型的な薬剤であり，近年では低用量による慢性心不全への適用が追加されるなど，現在でも非常に注目されている薬剤です．それでは，実際にβ遮断薬の構造の大きさと選択性について考えてみましょう．

β遮断薬は$β_1$受容体に対して選択的に作用する「$β_1$受容体選択的遮断薬」と，$β_1$，$β_2$受容体に対して非選択的に作用する「非選択的β受容体遮断薬」に分類されます．図3-13にはそれぞれの代表的な薬剤の構造式を示しました．いかがでしょう．選択性「あり」「なし」それぞれの構造を比較してみて，違いに気づきましたか？

ここで，図3-14に示したβ遮断薬の基本骨格の構造中の矢印の位置に着目して，もう一度図3-13の構造を比較して見てください．すると，ある違いに気づくはずです．$β_1$受容

非選択的β受容体遮断薬（選択性なし）

カルテオロール（ミケラン）　　　プロプラノロール（インデラル）

$β_1$受容体選択的遮断薬（選択性あり）

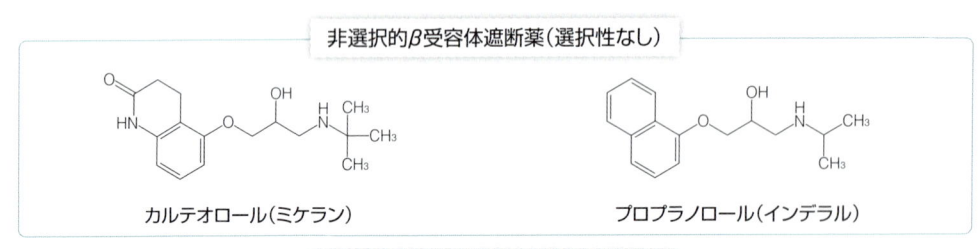

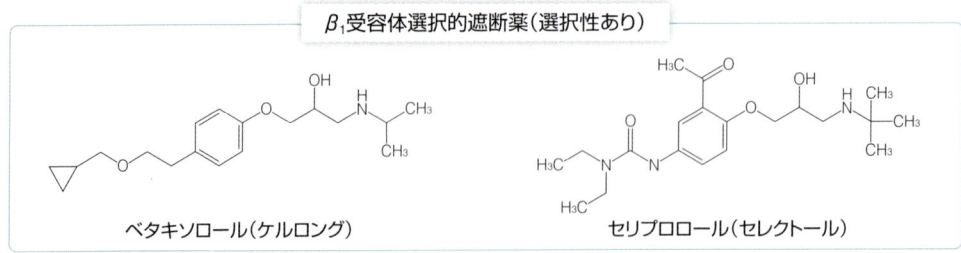

ベタキソロール（ケルロング）　　　セリプロロール（セレクトール）

図3-13 主なβ受容体遮断薬の化学構造

図3-14 β受容体遮断薬の基本骨格

体選択的遮断薬は，いずれも**図3-14**の矢印の位置に置換基が挿入され，幅広い，大きな構造をしています．この位置は構造全体を大きくするためにもっとも適した位置なのです．一方，選択性をもたないβ受容体遮断薬では，この位置に置換基は存在せず，構造全体としても選択性をもつ薬剤と比べて幅広さに欠けていることがわかります．このことから，β受容体遮断薬の構造の大きさと選択性には関係があるのではないかと推測できます．

この関係も前述のCOX阻害と同様に，β_1, β_2受容体のポケットの大きさがそれぞれ異なっていると考えれば明快に理解することができます．つまり，β_1受容体のポケットの大きさがβ_2受容体のポケットよりも大きく，さらにβ_2受容体のポケットの大きさが，β_1受容体選択的遮断薬の構造よりも小さいとすると，その関係を非常にうまく説明することができます．そして，置換基の挿入位置が，**図3-14**の矢印以外の位置では構造全体の幅広さに欠けるためにβ_2受容体のポケットも通過し，選択性をもたないのです（**図3-15**）．

これと同じようなことは日常生活のなかにもあります．たとえば，自宅から同じ距離にスーパーマーケットが2つあるとします．一方のスーパーの駐車場の入り口は狭いのに対し，もう一方のスーパーの入り口は広かったとしたら，皆さんはどちらのスーパーに買い物に出かけますか？ 車体の小さな車に乗って行くなら，どちらに行くか迷わないかもしれません．しかし，大きな車を運転する人ならば，入り口の大きなスーパーを選ぶことが多いかと思います（**図3-16**）．

"構造が大きいほど選択性が高くなりやすい"．これだけでも頭の片隅に記憶しておけば，選択性への理解も深まり，苦手意識も克服されるのではないでしょうか．

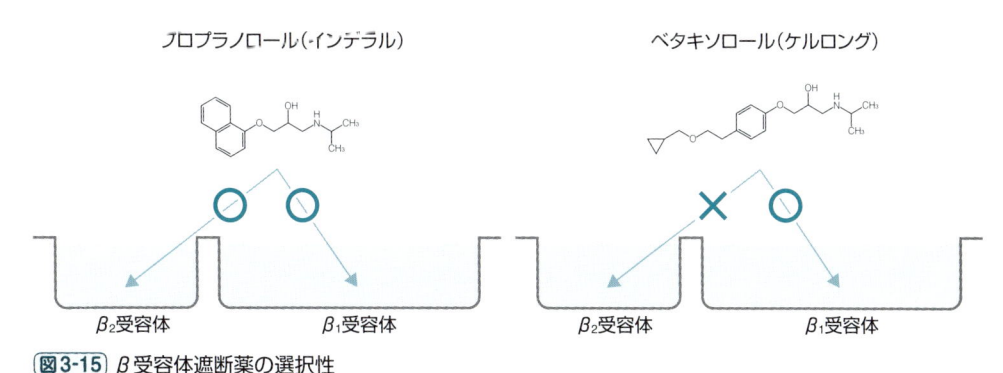

図3-15 β受容体遮断薬の選択性

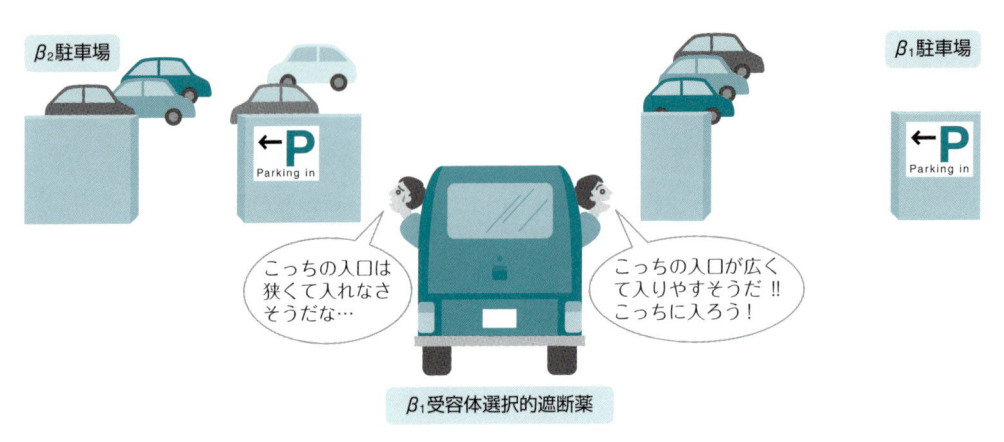

図3-16 薬剤の選択性のイメージ

わざわざ構造式を"読む"必要があるの？

さて，ここまで置換基と構造式の関係について説明してきましたが，「そもそも選択性については，添付文書にはっきりと書いてある．だから構造式を見る必要などない」と思っている方もいるかもしれません．たしかに，β_1受容体選択的遮断薬の添付文書には，選択性について記されており（**図3-17**），わざわざ構造式が記載される最終ページまで添付文書を開く必要はないと思うかもしれません．しかし，添付文書の記載がいつも万能なわけではありません．以下の事例はその典型例だといえます．

ある日，医師からカルベジロール（アーチスト）について「アーチストのβ遮断作用は選択的ですか？」という問い合わせがありました．

カルベジロールは，非常に有名なα，β受容体遮断薬です．しかし，その添付文書の見出しには，選択性の有無にかかわる記載はまったくありません（**図3-18**）．したがって，この場合，カルベジロールの選択性について記憶していない薬剤師は，必死に添付文書の記載を探すことになります．実際，選択性に関する記述は添付文書にありますが，その記載は**図3-19**に示すとおり非常に小さな扱いです．皆さんは忙しい薬局業務のなか，不意にされた質問に対して，全部で6ページもある添付文書のなかから下線部分のこの小さな12文字を即時に見つけだし，正確に読み取り，答える自信がありますか？

また著者らは，この文章の記載形式のために，一瞬，肝を冷やす経験をしました．なぜなら，一番肝心な"非選択的"という文字が"非"と"選択的"で改行されているために，あやうく「選択的β受容体遮断作用」と読み間違えそうになったのです．この経験から，薬剤情

＊＊2010年10月改訂（第13版）
＊2009年10月改訂

貯　法：室温保存
使用期限：外箱に表示
処方せん医薬品：注意－医師等の処方せんにより使用すること
血管拡張性 β_1遮断剤
ケルロング®錠5mg
ケルロング®錠10mg
KERLONG®
ベタキソロール塩酸塩製剤

図3-17 添付文書見出しにおける選択性の記載の例

慢性心不全治療剤
処方せん医薬品※
**日本薬局方 カルベジロール錠
アーチスト®錠1.25mg
アーチスト®錠2.5mg
持続性 高血圧・狭心症治療剤
慢性心不全治療剤
処方せん医薬品※
**日本薬局方 カルベジロール錠
アーチスト®錠10mg
持続性 高血圧・狭心症治療剤
処方せん医薬品※
**日本薬局方 カルベジロール錠
アーチスト®錠20mg
ARTIST® TABLETS

図3-18 アーチスト錠の添付文書の見出し

【薬　　効　　薬　　理】
カルベジロールは、β受容体遮断作用に加え、α_1受容体遮断作用を主とした血管拡張作用をも有し、総末梢血管抵抗及び主要臓器の血管抵抗を維持、減少させる。
1．交感神経β受容体遮断作用
　無麻酔犬におけるイソプロテレノール頻脈に対して持続的な非選択的β受容体遮断作用を示した。また、狭心症患者で運動負荷時の心拍数増加を単回投与後24時間においても抑制した。

図3-19 アーチスト錠の添付文書における選択性の記載

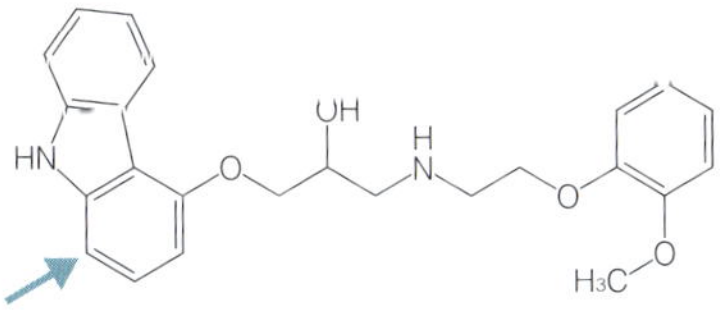

図3-20 カルベジロール（アーチスト）の化学構造

報を添付文書の活字だけから即時に読み取ることの難しさを痛感しました．

では，構造式を見てみるとどうでしょうか．**図3-20**に示すカルベジロールの構造を見てみましょう．先ほどと同じように矢印の部分に着目していただければ明白です．矢印の位置に大きな置換基はありません．つまり，カルベジロールのβ遮断作用は非選択的であると推測することができます．このようにβ遮断薬の場合では，構造式中の置換基が挿入された位置を確認することで，選択性を推測することができるのです．

置換基の大きさからさまざまな薬剤情報が推測できる!!

　ここまで"置換基の大きい・小さい"が表現する薬剤の個性について説明してきました．苦手意識や抵抗感しかなかった置換基に対するイメージが少しでも変わり，関心をもっていただけたのではないでしょうか．

　置換基に対する視覚的・感覚的な印象から薬剤情報を推測する方法は，われわれ自身が理解しやすいだけではなく，患者さんや医師などの第三者に情報を伝えるときにも非常に有効な手段でもあります．まずはさまざまな薬剤の構造を見て，"置換基の大きい・小さい"を比べてみてください．

4 水素結合の数で排泄経路が変わる!?

プロローグ

　ここまで，置換基の大きさから薬剤のさまざまな個性を読み解けることを解説してきました．単に"大きい・小さい"という視覚的な印象だけでもある程度の情報を推測できることを実感していただけたはずです．読者の多くは「今度は，置換基からどんなことが推測できるのだろう」と，期待を寄せていることだと思います．

　薬剤師に必要とされる知識の1つに，薬剤の代謝・排泄があげられ，それは，肝臓や腎臓などに基礎疾患をもつ患者さんの処方鑑査などに存分に活かされます．その基礎疾患のなかでも，近年CKD（慢性腎臓病）という概念が提唱され，末期腎不全への進展や心筋梗塞・脳卒中などの心血管疾患を防止するために早期CKDステージの維持が求められています．また，腎機能障害をもつ患者さんへの禁忌薬剤は多く，たとえば腎機能低下患者へのダビガトラン（プラザキサ）カプセル投与に関する安全性速報が告知（2011年8月）されるなど，腎機能と薬剤に関する問題は直接生命に関わる重要な問題であるといわざるをえません．そのため，薬剤師には薬剤の代謝・排泄に関する"正確な知識と評価"が期待されています．

　そこで本項では，薬剤の代謝・排泄のなかでも特に腎機能と一番かかわりが深い腎排泄型薬剤についてお伝えします．

添付文書中の排泄に関する記述を確認すると……

　薬剤の代謝・排泄に関する"正確な知識と評価"といっても，すべての腎排泄型薬剤を暗記することはほとんど不可能であり，たとえ記憶したとしても，時間とともにあっという間に忘れてしまいます．そのため，多くの薬剤師は「質問を受けたときに，添付文書を調べればよい」と考えているのではないでしょうか．

　そこで，図3-21をご覧ください．図3-21には，ある薬剤の添付文書中の薬物動態の項目を抜粋して示しました．この記載からこの薬剤の排泄経路を考えてみてください．

　この記載は，β遮断薬のアテノロール（テノーミン）のものです．多くの方はアテノロールは腎排泄型薬剤と答えられることでしょう．しかし，なかには「5．排泄」の項目だけを読み，肝排泄約50％，腎排泄約50％の肝腎両排泄と読みとってしまう方もいるのではないでしょうか．アテノロールは，「2．吸収」の項目からわかるように，もともと約50％しか吸収

> 2. 吸収
>   約50％が消化管から吸収された（英国での成績）[2]。肝臓で初回通過効果を受けずに体循環に入る。
> 3. 代謝[2]
>   アテノロールは肝臓でほとんど代謝を受けないが、健康男子にアテノロールを経口投与した場合、グルクロン酸抱合体、アミド側鎖の水酸化体等をわずかに生成する（英国での成績）。
> 4. 分布
>   本剤はプロプラノロール塩酸塩、メトプロロール酒石酸塩に比べ脳内移行が少ないことが脳手術を必要とした患者について示されている（英国での成績）[3]。
>   出産前の高血圧症患者にアテノロールを経口投与した場合、胎盤を通過することが示されている（スウェーデンでの成績）[4]。
> 5. 排泄
>   健康男子にアテノロールを経口投与した場合、尿中、糞中から投与量のそれぞれ約50％が回収されたが、その約90％は未変化体であった（英国での成績）[2]。
>   授乳中の高血圧症患者にアテノロールを経口投与した場合、母乳中に移行することが示されている（スウェーデンでの成績）[5]。

図3-21 テノーミン添付文書における薬物動態の項の抜粋
（テノーミン®錠医療用医薬品添付文書より抜粋）

されず，残りの50％は吸収されずにそのまま糞中へ排泄されます．そして，その吸収された薬剤の約80％が未変化体として尿中から排泄されますから，この薬剤は腎排泄型薬剤ということになります．このように添付文書の記述をしっかり読めば適切な評価をすることは可能になります．

しかし，あわただしい業務のなか，急な医師からの問い合わせに対して，はたしてこのようにじっくりと添付文書を読んでいられるでしょうか？　ましてや，もう一度読み直して確認するといった余裕などないでしょう．このような時，仮に添付文書から導きだした答えを簡単に確認できる方法を身につけていたとしたら，それは薬剤師にとって，願ってもない最高の情報源となるはずです．そんな情報源となりうるのが置換基なのです．

腎排泄型薬剤の特徴は置換基に表れている！

ところで，腎排泄型薬剤とはどんな特徴をもつ薬剤のことなのでしょう．腎排泄型薬剤は未変化体のまま尿中に排泄される薬剤ですから，水に溶ける薬剤，いわゆる「水溶性薬剤」と考えられます．それでは，水に溶ける薬剤の特徴とは何でしょうか？　この答えもけっして難しくはありません．水酸基（以下，OH基）やアミノ基（以下，NH基，NH_2 も含む）が水と水素結合する理由さえ理解できていれば十分だからです．

ここで今一度，OH基やNH基の水との水素結合について理解したいと思います．理解す

図3-22 元素周期表にみる電気陰性度

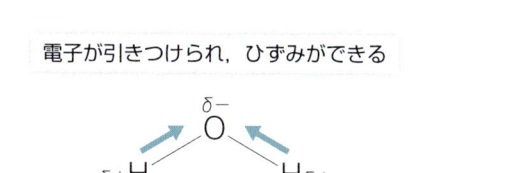

図3-23 水分子中の電子的な"ひずみ"

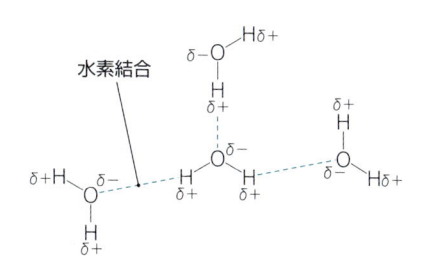

図3-24 水分子同士の水素結合

るために思い出していただきたいことはたった1つ，電気陰性度です．電気陰性度とは，原子が電子を引っ張る力のことであり，その力は個々の原子によって異なります．その強さは，図3-22に示すように，周期表で18族の希ガスを除き，右上の位置に近ければ近い原子ほど大きくなります．

　そのため，異なる原子が結合する分子内では，電子を引っ張ったり，引っ張られたりする関係が常に存在します．たとえば，水分子(以下，H_2O)では，構成される水素(以下，H)原子と酸素(以下，O)原子の電気陰性度はO原子のほうが強いため，O原子が結合する2つのH原子の電子を引っ張り，分子内では＋性($δ＋$)と－性($δ－$)をおびた電子的なひずみができているのです(図3-23)．この電子的なひずみをもつH_2Oは，お互いの分子間の＋性と－性の原子同士が引き寄せられ，図3-24のような状態を形成します．この状態を形成している結合こそが水素結合です．水素結合はほかの化学結合と比較すれば，非常に弱い結合ですが，薬剤に個性をもたせるには十分な強さをもっているのです．おそらく，H原子はO原子にむかって，「そんなに電子があるなら，少しはオイラにもわけてくれ！」と叫

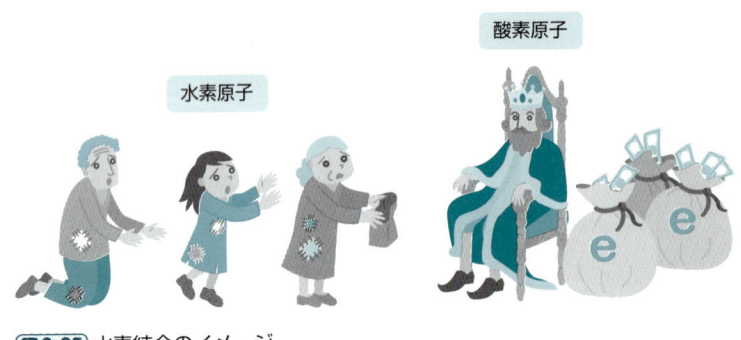

図3-25 水素結合のイメージ

んでいることでしょう．これは，人間の世界でも同じです．電子をお金に例えるなら，お金をたくさん持っている人間には，ない人間が近づいていき，お金持ち同士や，お金のない者同士は互いに反発しあう．これも社会の道理の1つですよね（**図3-25**）．

このH₂O同士の水素結合さえ理解すれば，OH基やNH基と水が水素結合する理由，すなわち，これらを置換基にもつ薬剤が水に溶ける理由も明快に理解することができるはずです．**図3-26**に示したように，それぞれの置換基内でも電子のひずみは例外なく存在します．このようなひずみが水中に存在すれば，やはり水分子との間でも，互いの＋性（δ＋）と－性（δ－）が引き寄せられ水素結合を形成します．つまり，化学構造式中にそのような置換基を有した薬剤が存在すれば，そのまわりにはたくさんの水分子が近寄ることになります．この状態が"水に溶ける"ということなのです．でも，どちらかといえば"水に溶ける"というよりは"水になじむ"といったほうがイメージしやすいかもしれませんね．一方，前述（p.79）したとおり，脂溶性の薬剤が水になじまない理由もこれで理解できると思います．脂溶性の特徴でもある炭素の連なった構造は，同じ炭素原子で構成されており，分子内には電子的なひずみは存在しません．そのため，脂溶性の薬剤が水中に存在しても，水分子から相手にされることはなく，水となじむこともないのです．

これらのことから，薬剤の水への溶けやすさ・溶けにくさは，おおざっぱにいえば構造式中に存在するOH基とNH基の数に比例すると考えることができます．具体的には，どちらの薬剤が水に溶けやすいのかを判断する時は，構造中のOH基とNH基に着目し，その数を比較すれば，ある程度の判断をすることができるということです．より正確に，かつ詳細に説明すると，また異なった解説になるのですが，薬剤の化学構造式を読んで，情報を推測するだけであれば，多くの場合，この程度の情報で十分なのです．

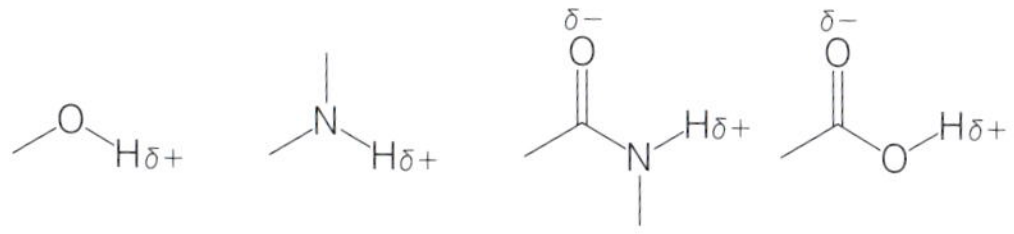

第3章 置換基を読む

図3-26 電子の"ひずみ"を持つ化学構造の例

β遮断薬の排泄経路を置換基から"読んで"みよう

　さて，実際に薬剤の化学構造式を見ていきましょう．初めに，β遮断薬のプロプラノロール（インデラル）とカルテオロール（ミケラン）の代謝・排泄経路の違いについてです．まずは両剤の代謝・排泄経路を添付文書から確認してみましょう（**図3-27**）．

　この記載から，プロプラノロールは主に肝臓で代謝を受けたあと，腎臓から排泄される肝代謝型の薬剤であり，カルテオロールは未変化体のまま腎排泄される腎排泄型の薬剤であることがわかります．それでは，**図3-28**に示した両剤の化学構造式の構造の違いから，代謝・排泄経路の違いを読み解くことはできますか？

　前述のとおり，両剤の化学構造式中のOH基とNH基のように水素結合を形成する部分構造の数を数えれば，それほど難しくなかったのではないでしょうか．両剤の互いに異なる構造部分（**図3-28**の　　部分）に注目すると，カルテオロールのほうが，NH基が1つ多く存在し，その1つ多いNH基の分だけプロプラノロールよりも多く水分子と水素結合を形成することができるため，その分だけ水となじみやすくなるのです（**図3-29**）．すなわちプロプラノロールとカルテオロールの代謝・排泄の違いの理由は，「NH基が1つ多いから」ということができます．

　次に，このカルテオロールと冒頭で紹介したアテノロール（テノーミン）の腎排泄率の違いも構造式から読みとることができるか試してみましょう（**図3-30**）．置換基に注目し，先ほどのように水素結合を形成する部分構造を数えてみると，一見「同じ？」と考えてしまうかもしれません．しかしもう一度，今度は**図3-30**の　　部分で囲った部分に着目してください．すると，NH基に結合しているHの数はカルテオロールよりもアテノロールのほうが，1つ多く存在することがわかりますね．もちろん，このHと水分子は水素結合しますから，Hが1つ多いアテノロールのほうがカルテオロールよりも水になじみやすいことになります（**図3-31**）．したがって，アテノロールのほうが若干，腎排泄率が高いと推測され，実際に添付文書を見てみると，両剤の排泄率はカルテオロールが70％，アテノロールは80％と少しだけアテノロールのほうが高いことがわかります．

インデラル

2. 代謝[2]
プロプラノロールの代謝は主として肝臓で行われ、健康男子に経口投与したところ、尿中にナフトキシ乳酸、グルクロン酸抱合体、4-ヒドロキシプロプラノロールなどの代謝物が認められた。

3. 分布[3]
プロプラノロールは脳内に移行することが脳手術を必要とした患者について示されている（英国での成績）。

4. 排泄
14C-プロプラノロールを患者に経口投与したところ、投与量のほとんどが48時間以内に尿中に排泄され、糞便中に排泄されたのは約1〜4％であった（英国での成績）[4]。
また、期外収縮と高血圧を合併する授乳婦にプロプラノロール塩酸塩を経口投与した場合、母乳中への移行が示されている（米国での成績）[5]。

ミケラン

〔薬物動態〕
1. 吸収[1]
健康成人にカルテオロール塩酸塩を10〜30mg経口投与した場合、速やかに吸収され、血中濃度は約1時間後に最高に達する。血中濃度の半減期は約5時間である。

2. 代謝・排泄[1〜4]
健康成人にカルテオロール塩酸塩を10〜30mg経口投与した場合、その約70％が未変化体として尿中に排泄され、一部はCYP2D6により水酸化され、8-ヒドロキシカルテオロールとして排泄される[1,2]。なお、代謝産物に、本剤をしのぐ薬理作用・毒性は認められていない[3,4]。

図3-27 インデラルおよびミケラン添付文書における薬物動態の項の抜粋

（インデラル®錠およびミケラン®錠医療用医薬品添付文書より抜粋）

プロプラノロール（インデラル）　　　カルテオロール（ミケラン）

図3-28 主なβ遮断薬の化学構造

図3-29 カルテオロールと水分子の水素結合

図3-30 アテノロール（テノーミン）の化学構造

カルテオロールよりも1つ多くの水分子が水素結合する！

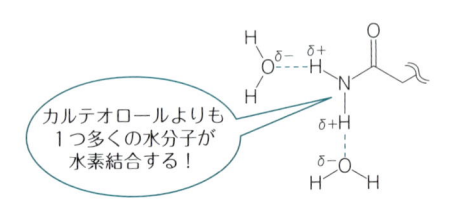

図3-31 アテノロールと水分子の水素結合

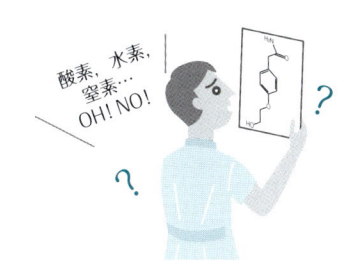

図3-32 化学構造式から水溶性を予測するイメージ

　今回は，腎排泄型薬剤が「なぜ腎排泄されるのか？」という薬剤の本質的なことを解説しました．腎排泄型と特徴づける要素とは化学構造式中のOH基やNH基の存在であり，それらの個数を数えるだけでほかの薬剤との代謝・排泄経路の違いを推測できるのですから"置換基もなかなか便利なものだ！"と感じていただけたのではないでしょうか．これからは，腎排泄型かどうかを考える時には，化学構造式を見て「O（酸素）H（水素）！ N（窒素）O！」（Oh! No!）と唱えてみてください．すると，必ずそこから何らかの手がかりが見つかるはずです．そして答えにたどりつけば，きっと薬剤の排泄経路に関する問い合わせに悩んだことを水に流せる（水溶性）はずです（**図3-32**）．

5 水素結合が作用強度へ影響!?

プロローグ

　前項では，これまで薬局業務とはまったく無関係と思っていた"水素結合"という言葉を用いることにより，「記憶するしかない」と考えていた薬剤の排泄経路が，実は薬剤の化学構造式から推測できるということを解説しました．今回もこの水素結合からわかる薬剤の個性の1つ，"作用強度"について解説したいと思います．

　"作用強度"は今日のオーダーメイド型医療において，薬剤師がしっかりと提供できなければならない薬剤情報の1つです．「この薬の効果は強いですか？」という患者さんからの質問も非常に多いことから，現場のほとんどの薬剤師はその情報を常に把握していたいと考えているのではないでしょうか．

　しかしながら，作用強度という情報は現場の薬剤師にとっては，非常に手に入れにくい情報ともいえます．その理由の1つとして，作用強度について明確に示された資料を入手しづらいことなどがあげられます．また，製薬会社に直接問い合わせたとしても，他剤との作用強度に関する比較データを持ちあわせていないなどの理由から，個々の臨床データや反応速度定数〔解離定数（Kd），阻害定数（Ki）など〕が記載された資料を紹介されるのみで，結局，はっきりとした回答が得られないことも多いのではないでしょうか．では，作用強度という情報は，どのように手に入れたらよいのでしょうか？

　しかし前回，水素結合を理解した読者の皆さんなら"作用強度"という情報の引き出しを，すでに手に入れているといっても過言ではないのです．なぜならば，水素結合を形成する置換基の存在から，明快かつ理論的に作用強度を推測することができるからです．

作用強度は水素結合の強さ!?

　多くの薬剤は生体内の受容体や酵素と結合することにより薬理作用を発揮します．通常，受容体や酵素は生理活性物質などの化学伝達物質から受けた刺激の強さに応じて生体機能に変化を与えるため，薬剤が受容体や酵素に強く結合すれば，薬理作用は強く現れ，弱い結合であればマイルドな作用しか発揮しません．すなわち，作用強度とは薬剤と受容体や酵素との"結合の強さ"と言い換えることもできます．そして，まさにその結合を形成し維持している結合様式こそ，多くの場合，水素結合なのです．つまり，薬剤の化学構造中の水酸

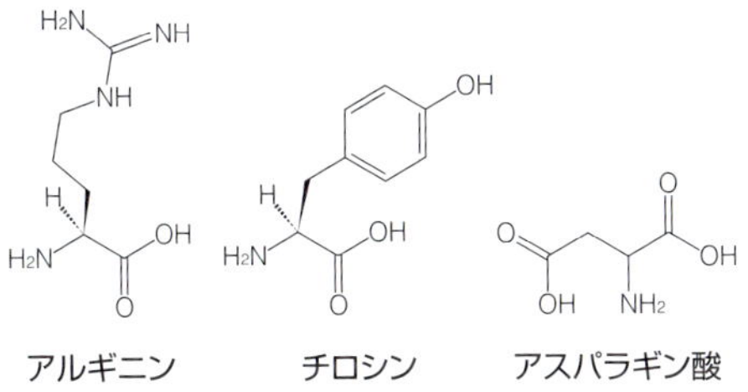

図3-33 代表的なアミノ酸の化学構造

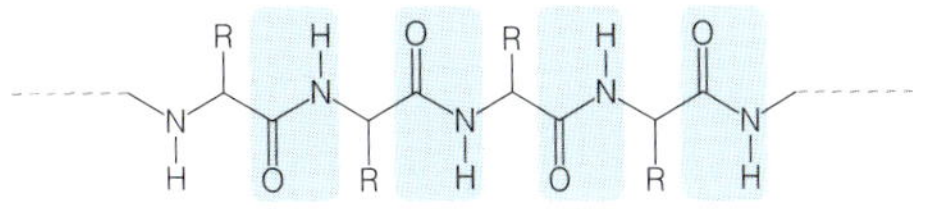

図3-34 タンパク質は水素結合の宝庫
　ペプチド結合

基(以下, OH基)やアミノ基(以下, N基)といった置換基, または置換基中に存在する酸素(以下, O)原子や窒素(以下, N)原子などの存在が薬剤の薬理作用をより強く発現させるために必要な要素であり, 化学構造中にこれらを多く有する薬剤は作用強度の高い薬剤といえるのです. したがって化学構造中のこれらの個数に着目すれば, 薬剤間での作用強度の違いを, ある程度推測できることになります.

とはいっても, 薬剤が受容体や酵素とどのように水素結合するのかをイメージできなければ「本当に作用強度と水素結合は関係あるの？」と疑問に思ったり, 「いくら薬剤の化学構造式にOH基やN基があっても, 受容体や酵素にもそういった置換基や原子がなければ結合できないのではないの？」と考えるかもしれません.

では, 受容体や酵素は何からできているのでしょうか？ もちろん, これらはタンパク質から構成されています. すなわち, 元は「アミノ酸」です. アミノ酸には, 構造中にOH基やN基を有するものがたくさんあります(**図3-33**). タンパク質は, それらを含む多くのアミノ酸が連続して結合したものですから, 受容体や酵素の化学構造中にもOH基やN基はしっかりと存在していることになります. さらにいえば, タンパク質を構成するペプチド結合と呼ばれるアミノ酸同士が結合した部位自身も, 水素結合を形成することができるのですから, まさに受容体や酵素は水素結合の宝庫ともいうべき存在なのです(**図3-34**). これさえわかっていれば, 薬剤と受容体や酵素が形成する水素結合を, 簡単にイメージすることができるはずです.

2つのトランキライザー, 強いのはどっち？

それでは, これまで述べてきた理論から, 本当に薬剤の作用強度を推測できるのかを, 実際に化学構造式から確認してみましょう. **図3-35**に示す2つの化学構造式は, さまざま

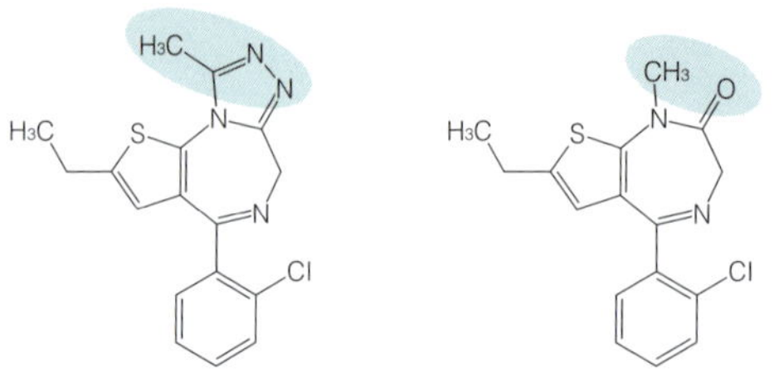

エチゾラム(デパス)　　クロチアゼパム(リーゼ)

図3-35 代表的なマイナートランキライザーの化学構造

な診療科領域で使用されている有名な薬剤，短時間作用型トランキライザーのエチゾラム（デパス）とクロチアゼパム（リーゼ）のものです．両剤の化学構造式は基本骨格がまったく同じであるため，一見，その違いに気づきにくいかもしれません．しかし，■■の置換基部分に注目すれば，重要な違いが表されていることに気づくはずです．

　では，この置換基の違いから作用強度の高い薬剤を予測してみましょう．作用強度の違いとは"結合の強さの違い"ですから，まず考えるべきことは，両剤の共通の作用点であるベンゾジアゼピン受容体（以下，BZ受容体）に対する結合力です．すると，エチゾラムの置換基中にはNが2個存在しているのに対し，クロチアゼパムはOが1個しか存在していません．よって，BZ受容体に対してより強く結合するのはNを1つ多く持つエチゾラムであり，同時に作用強度が高いのはエチゾラムという予測が成り立ちます．実は，これらのトランキライザーは，高力価，中力価，低力価型薬剤と同系統の薬剤間における作用強度がしっかりと分類されることの多い数少ない薬剤でもあります．そのなかで，エチゾラムが高力価型薬剤，クロチアゼムは低力価型薬剤と分類されていることから，先ほど化学構造式から導きだした"エチゾラムのほうが強い"という予測は見事に的中したといえます．

　薬剤を男性，OやNを男性が身につける靴や鞄あるいは腕時計などの装飾品，そして受容体や酵素を女性だとします．2つの同じ基本骨格をもつ薬剤，つまり背格好がそっくりな2人の男性のうち，1人はまったく装飾品をつけず，対照的にもう1人の男性は多くの装飾品を身につけて，おしゃれに着飾っていたとします．もし，この2人が一緒に街のなかを歩いていたとしたら，街の女性は，どちらの男性のほうにより釘づけになるでしょうか？それはおそらく，おしゃれに着飾った男性のほうが可能性は高いですよね（**図3-36**）．

第3章　置換基を読む

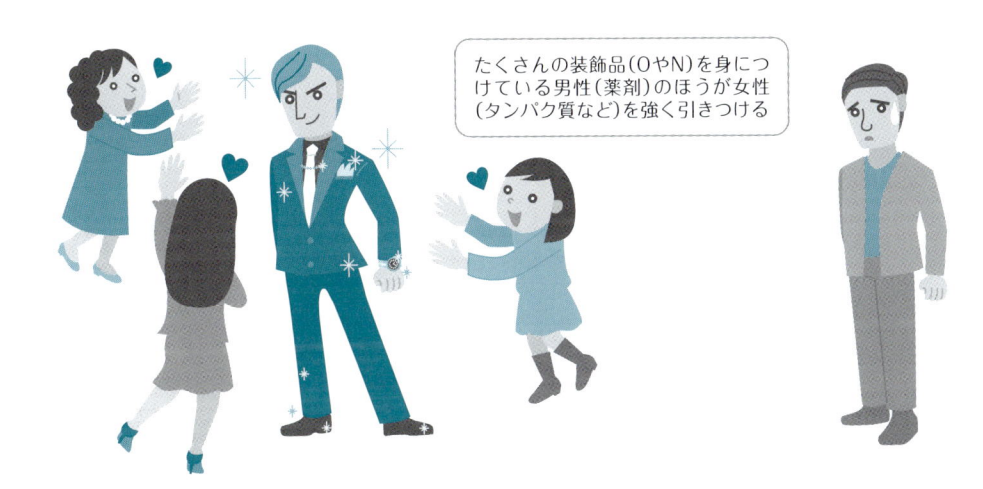

図3-36　水素結合の強さのイメージ

（吹き出し）たくさんの装飾品（OやN）を身につけている男性（薬剤）のほうが女性（タンパク質など）を強く引きつける

セフェム系抗菌薬の作用強度を推測してみよう

　次にトランキライザー以外に，抗菌薬についても考えてみます．抗菌薬は多くの系統の薬剤があるにもかかわらず，疾患や患者さんの症状によって，頻繁に同系統の薬剤のなかから使い分けられる薬剤の1つです．そのため「この前の薬とは，どう違うのですか？」という患者さんからの質問も非常に多いと思います．このような抗菌薬に関する質問に対して，「患者さんの個人差によりますので….」という答えでは，少し的外れだといわざるを得ません．やはり薬剤師なら，抗菌力や抗菌スペクトルなどの個々の抗菌薬が有する特徴の違いをしっかりとお伝えしたいものです．

　たしかに抗菌力については書籍などで明確に示されていることは少ないと思います．しかし，各製薬会社が作成するインタビューフォームには，**表3-2**に示すように同一細菌に対する最小発育阻止濃度（MIC）や最小殺菌濃度（MBC）を測定したデータが記載されているため，ここから情報を得ることはできます．しかし，これらの測定データを一つひとつ記憶することなんて，はたしてできるのでしょうか．また，患者さんを前にして，そのようなデータが記載されているのかどうかもわからないインタビューフォームを必死に探すことは現実的な方法とはいえません．そのため，"新しく発売された抗菌薬のほうが抗菌力は強い"という新薬に対するイメージだけで答える薬剤師が少なからずいるのも現実です．しかし，これでは薬剤の専門家がもつべき"根拠"が欠けているのではないでしょうか．薬剤の本質を捉えた"根拠"ある服薬説明こそ，患者さんを満足させる説明となるはずであり，その根拠が水素結合を形成する置換基にあるのです．

表3-2 セフェム系抗菌薬の最小発育阻止濃度と最小殺菌濃度の比較

試験菌	MIC/MBC（μg/mL）				
	CFPN	CFTM	CTM	CCL	CFIX
S. aureus FDA 209P JC-1	1.56/3.13	12.5/12.5	0.78/1.56	6.25/12.5	100/100
S. aureus Terajima	0.78/1.56	3.13/3.13	0.39/0.39	0.78/1.56	12.5/25
S. aureus Smith	1.56/1.56	3.13/6.25	0.78/0.78	1.56/1.56	25/25
S. epidermidis IID 866	0.39/0.78	1.56/3.13	0.39/0.78	1.56/3.13	6.25/12.5
E. coli NIHJ JC-2	3.13/3.13	1.56/1.56	0.78/0.78	25/25	1.56/1.56
E. coli K-12	3.13/3.13	3.13/3.13	1.56/1.56	12.5/12.5	3.13/3.13
E. cloacae 963	6.25/6.25	6.25/6.25	>100/>100	>100/>100	50/50
S. marcescens IAM 1184	0.78/0.78	0.78/0.78	6.25/>50	>100/>100	0.10/0.20
K. pneumoniae PC 1602	0.013/0.013	0.025/0.025	0.10/0.10	0.78/1.56	0.05/0.05
P. mirabilis IFO 3849	0.20/0.20	0.10/0.20	0.78/0.78	1.56/3.13	0.013/0.013
M. morganii IFO 3848	0.20/0.20	>12.5/>12.5	>12.5/>12.5	100/100	0.78/1.56
P. vulgaris OX-19	0.20/0.39	0.20/0.20	>12.5/>12.5	100/100	0.025/0.025

*：測定法；液体希釈法，培地；STB〔Sensitivity test broth（Nissui）〕，接種菌量；$9.0×10^4 ～ 1.0×10^7$ CFU/mL
**：試験菌をSTB培地にて一夜培養し，その培養菌液をもう一度新鮮STBで4～5時間培養する．この菌液を希釈して薬剤添加の同培地に最終濃度が，約$5×10^5$ CFU/mLになるように接種した．37℃，18時間培養後，肉眼で濁度の認められない最少濃度をMICとした．MIC以上の濃度を含む培地から各50μL採取して残存菌数を測定した．接種菌数の99.9％以上を殺菌した最少薬剤濃度をMBCとした．
MIC：最小発育阻止濃度　MBC：最小殺菌濃度　CFPN：セフカペン ピボキシル　CFTM：セフテラム ピボキシル　CTM：セフォチアム ヘキセチル　CCL：セファクロル　CFIX：セフィキシム

（フロモックス®インタビューフォームより引用改変）

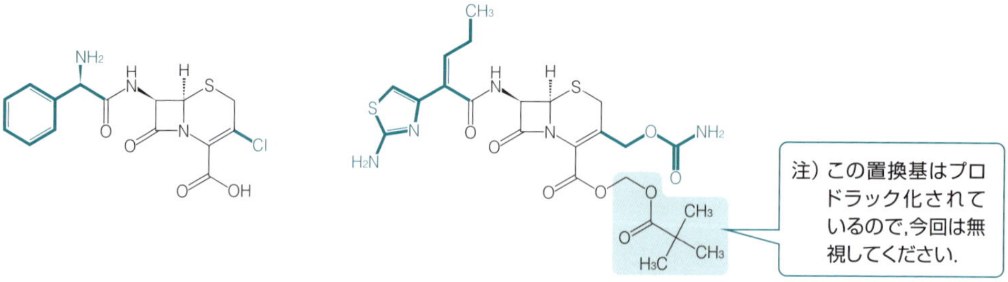

セファクロル（ケフラール）　　セフカペン ピボキシル塩酸塩（フロモックス）

注）この置換基はプロドラック化されているので，今回は無視してください．

図3-37 セファクロルとセフカペン ピボキシル塩酸塩の化学構造の比較

　セフェム系抗菌薬の抗菌スペクトルの根拠が，化学構造式中の"置換基の大きさ"にあることは前述のとおりです（p.74参照）．そこで今回は，セファクロル（ケフラール，CCL）とセフカペン ピボキシル塩酸塩（フロモックス，CFPN；以下，セフカペン）の化学構造式から抗菌力の根拠を手に入れたいと思います．
　ここで，図3-37に示した両剤の化学構造式を，置換基に注目しながら比較してくださ

い．まず，この両剤で大きく異なる点といえば，その大きさです．この大きさの違いから，セファクロルとセフカペンでは，より大きな置換基を有するセフカペンのほうがより抗菌スペクトルが広いと推測できます．しかし，両剤の置換基の違いはこれだけではありません．セファクロルに比べてセフカペンの置換基には水素結合を形成する要素の1つ，Nが非常に多く存在していることがわかります．

　では次に，Nの個数の違いからどちらの薬剤の抗菌力が優れているのかを考えてみましょう．セフェム系抗菌薬は，細菌の細胞壁合成の最終段階において必要不可欠な酵素であるPBP (penicillin-binding protein)と結合し，その働きを阻害することにより抗菌作用を発揮します．これは，薬剤がPBPとより強い結合を形成することができれば，より高い抗菌力を発揮できるともいえます．そう考えるとつまり，置換基中に多くのNを有したセフカペンのほうが，PBPとより多くの水素結合を形成することができ，より強く結合するのですから，セファクロルよりも抗菌力が優れていると推測できるのです．この推測は**表3-2**からもわかるとおり，ほとんどの菌種に対してセファクロルよりもセフカペンのほうがMIC，MBCともに低い数値を示していることからも裏づけされます．

　このように，「Nが多いなぁ」という見た目の印象と作用機序をリンクさせるだけで，抗菌力の違いを明快かつ理論的に説明できるのです．すなわち，セフェム系抗菌薬のもっとも大きな特徴ともいうべき「抗菌スペクトル」と「抗菌力」は，置換基が表現していたことになります．"置換基が大きいと抗菌スペクトルが広い"，"水素結合を形成する置換基が多いと抗菌力が高い"，この2つの根拠を理解することは決して難しくはなかったはずです．

"水素結合"という利用価値の高い情報

　このように，水素結合を形成できる置換基の存在は，薬剤の排泄経路(p.91参照)だけではなく作用強度を把握するための指標にもなるのです．もちろん，作用強度を決定づける要素はほかにもたくさんあります．たとえば化学構造の形や大きさ，受容体や酵素に対して水素結合より強い結合を形成する置換基の存在，そしてこれらのさまざまな要素が組み合わされ，初めてその作用強度は決定されます．しかし，今回紹介したトランキライザーやセフェム系抗菌薬だけではなく，さまざまな薬剤の開発研究の過程で，作用強度を高めるための水素結合の存在は非常に重要な位置づけとなっています．

　なによりも，水素結合を形成する置換基の存在は，われわれ薬剤師が作用強度を瞬時にイメージするための十分な情報源となります．これまで，製薬会社に問い合わせたり，臨床データや資料に記載された用語・略語・数値を理解し，丸暗記に費やした時間と労力を，

置換基に着目することでかなり省略することもできるはずです．そして，水素結合と作用強度の関係を理解することで，これまでよりもさらにわかりやすく根拠のある服薬説明を実現することができることでしょう．作用の強い薬剤とは，"強さがO（酸素）N（窒素）された（強さがONされた）薬剤"ですよね！

6 水素結合の数で経口吸収性を変えることができる!?

プロローグ

　第3章では薬剤の置換基から推測できる薬剤のさまざまな特徴を解説してきました。薬局で必要な薬剤情報でありながら「なかなか入手できない」「記憶するしかない」と考えていた情報が、化学構造式の置換基から、簡単に推測できることをおわかりいただけたのではないかと思います。ここで、これまでに得た置換基からの情報を整理してみます。

- 置換基が大きいと、作用範囲が広い（抗菌スペクトル）
- 置換基が大きいと、作用時間が長い
- 置換基が大きいと、作用選択性が高い
- 水素結合を形成する置換基の数が多いと、作用強度が強い

　このように改めて見直すと、多くの方がふと1つの仮説を思いつくかもしれません。その仮説とは、「既存の薬剤の化学構造中の置換基を、今よりもさらに大きくし、水素結合を形成する置換基をもっと増やせば、作用範囲は広がり、作用時間も長く、選択性の高い、作用が強化された理想の薬剤になるのではないか」というものです。たしかにその仮説が実現されるのなら、その薬剤は、理想的な夢の薬剤へと進化することになるでしょう。しかし残念ながら、現実はそのようにはいきません。なぜなら、ここには薬剤の"吸収"という大きな壁が立ちはだかっているからです。今回はその壁の1つ、"経口吸収"について解説していきます。

ザナミビルの経口投与は効果があるのか？

　薬剤の経口吸収に関する知識は、"選択性"や"作用強度"といったほかの特徴に比べると、現場で活用する頻度は低いように感じます。しかし調剤の現場では、往々にして予想外のことが起こります。

　今から約9年前、2003年の冬、予想をはるかに超えるインフルエンザの大流行、製薬工場の停止、くわえて過剰なマスコミ報道なども重なり、オセルタミビル（タミフル）の供給が滞りました。なかでもドライシロップの供給不足は非常に深刻な状態に陥りました。

　そのような状況のなか、次のような提案をする医師がいました。

「吸入ができない幼児に，オセルタミビル(タミフル)の代わりにザナミビル(リレンザ)のパウダーを内服させるのはどうだろうか？」

もちろん，このような方法は通常では考えられません．そのため添付文書にも回答となる記載があるはずもありません．また製薬会社へ問い合わせても，即答を得ることはできませんでした．しかし「ザナミビルは吸入用剤だから内服できません」といった返答では，問い合わせた医師もそのようなことは百も承知なのですから納得するはずがありません．皆さんならこの問い合わせに対し，どのように回答しますか？

著者らは，次のように答えました．

「ザナミビルは構造上，消化管からの吸収はきわめて低いと予測できるので，期待した効果は得られないと思います．」

この返答により，医師も「それでは仕方がない」と納得をされました．ではなぜ著者らはこのように答えたのか，その根拠について説明します．

構造式から薬剤の経口吸収の目安がわかる！？

実は，薬剤の経口吸収について，リピンスキー(Christopher A. Lipinski)という学者が，ある経験則を提唱しています(リピンスキーの法則)．この法則はあくまでも経験則であるため，絶対的なものではありませんが，経口薬の創薬の際には1つの指標とするものです．その法則の一部を以下に示します．

〈薬剤を経口投与するための一般的な目安〉
- 水素結合ドナー(供与体；すなわち，OHとNH)が5個以下であること
- 水素結合アクセプター(受容体；すなわち，NとOなど)が10個以下であること
- 分子量が500以下であること

つまりこの法則は，上記の条件を満たした化学構造を有する薬剤なら消化管からの吸収率は良好であり，逆に満たさない薬剤の吸収率は悪いということを示しています．それにしても，表現が小難しいですね．そこで，少しわかりやすく書き換えてみると以下のようになります．

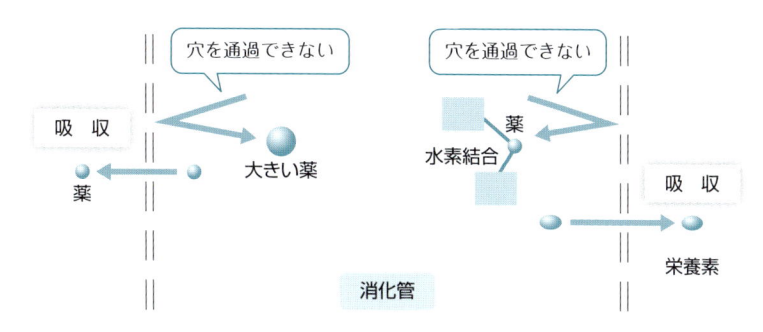

図3-38 消化管で吸収されにくい薬剤のイメージ
■：タンパク質など

〈薬剤が経口吸収されるための一般的な目安（簡易バージョン）〉

- 化学構造中に水素結合を形成するためのOHやNHといった置換基が少ないこと
- 化学構造式中に水素結合を形成するためのNやOなどが少ないこと
- 化学構造が大き過ぎないもの

このほうが，だいぶイメージしやすいと思います．要するに「水素結合をたくさん形成する薬剤」と「大きな構造をもつ薬剤」は経口吸収されにくいということです．

ご存じのとおり，経口した薬剤や栄養素が体内に入るためには，まず消化管から吸収されなければなりません．それには消化管に存在する入口を通過する必要があります．しかし入口の大きさは無限ではなく，ある程度の大きさの穴のようなものなので，それ以上の大きな構造を有する薬剤ではその入口を通過することはできません．また構造自体は大きくなくても，水素結合を多く形成してしまう薬剤は，入口を通過する前にタンパク質などと水素結合を形成してしまい，"着太り"をするように見かけ上の構造が大きくなるため，やはり通過できないことになります（図3-38）．このように薬剤の経口吸収の仕組みを考えていくと，化学構造式からその薬剤の経口吸収の程度を推測できる可能性を，大いに感じることができませんか？

たとえば，図3-39に示した2つの化学構造式をご覧ください．おそらく多くの方は，その大きさから「何だ，これは!?」と感じたことでしょう．その第一印象こそ，経口吸収を予測するうえでは，とても大事なことなのです．2つの化学構造式は，それぞれ血清カリウム抑制薬のポリスチレンスルホン酸カルシウム（カリメート）と高コレステロール血症に使用されるコレスチミド（コレバイン）のものです．両剤の薬理作用を考えれば，当然これらは経

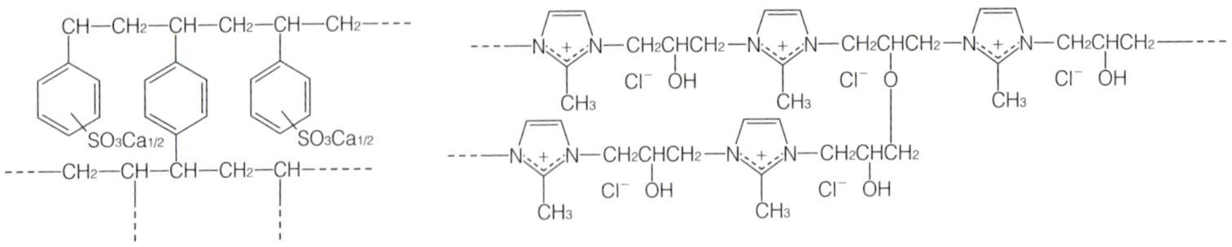

図3-39 経口吸収されない代表的な薬剤の化学構造

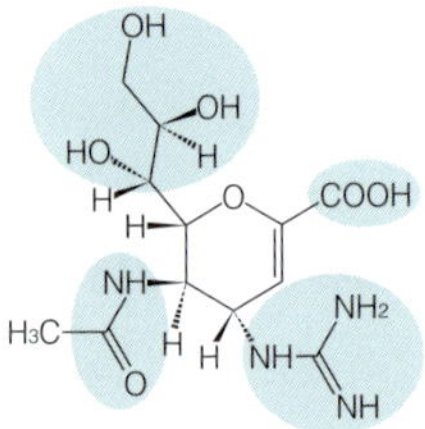

（左：ポリスチレンスルホン酸カルシウム（カリメート）、右：コレスチミド（コレバイン））

図3-40 ザナミビル（リレンザ）の化学構造

口吸収されてはいけない薬剤です．逆にいえば，これらの薬剤は経口吸収されないことを前提に設計された薬剤と考えることもできます．つまり「"何だ，これは！？"と感じる大きさ＝"経口吸収されない"」という推測が成り立つのです．

では次に図3-40に示す化学構造式からは，どのような印象を受けますか？　〇で囲った置換基に着目すれば「OH基やN基が多いなぁ」と感じるはずです．実は，この化学構造式こそがザナミビルのものです．

ここまでの解説で，ザナミビルが経口吸収されない理由がわかった方も多いのではないでしょうか？　そうです，ザナミビルの構造中にはたくさんのOH基やN基が含まれています．そのため，たとえ経口投与したとしても消化管においてタンパク質などのほかの物質と水素結合を形成し，先ほど説明した"着太り"することで見かけの構造がかさ高くなり，消化管から吸収されにくくなると考えることができるのです（図3-41）．この予測は，後日，製薬会社から届いた「リレンザの消化管吸収率は約2%程度しかなく，経口投与不可」との報告からも裏付けることができました．

これらのことから，薬剤の経口吸収はある程度化学構造式から推測できるといえるでしょう．その根拠は，"何だ，これは？！"と思えるほどの大きさと，"多いなぁ"と思えるほどのOH基やN基の数といった，化学構造式の第一印象にあるともいえます．

- 化学構造が大き過ぎないもの
- 水素結合を形成しにくいもの

- 化学構造が大きいもの
- 水素結合を形成しにくいもの

- 化学構造が大き過ぎないもの
- 水素結合を形成しやすいもの

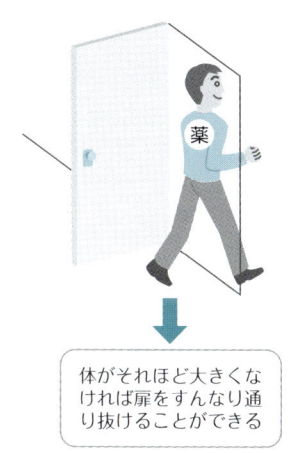

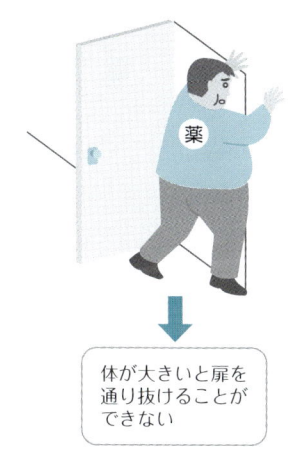

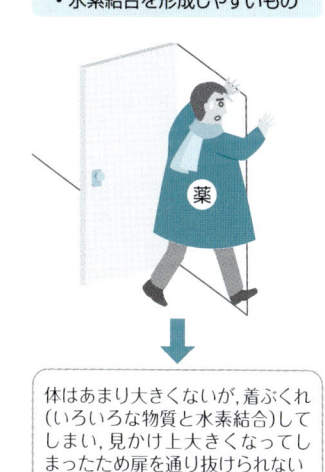

体がそれほど大きくなければ扉をすんなり通り抜けることができる

体が大きいと扉を通り抜けることができない

体はあまり大きくないが，着ぶくれ（いろいろな物質と水素結合）してしまい，見かけ上大きくなってしまったため扉を通り抜けられない

図3-41 薬剤の消化管における吸収のイメージ

α-グルコシダーゼ阻害薬の副作用

　しかし，「この事例は特殊なケースでは？」と思われる方もいるかもしれません．それでは，これとは別にα-グルコシダーゼ阻害薬（以下，α-GI）について考えてみます．経口吸収という点に着目すると，α-GIのなかでもとりわけミグリトール（セイブル）はほかの薬剤とは異なる特徴をもっています．なぜなら，ほかのα-GIがまったく経口吸収されないのに対し，ミグリトールは小腸上部から吸収されるため，「小腸吸収型α-GI」と呼ばれています．この特徴により，血漿中グルコース濃度のピーク時間を遅延させるという効果を表します．そしてもう1つ，ミグリトールは従来のα-GIで高頻度に発生する下痢や腹部膨満といった副作用の軽減を期待された薬剤でもあります．

　そもそもα-GIは，小腸上皮細胞に存在するα-グルコシダーゼと結合することで，食事で摂取した炭水化物由来の二糖類から単糖類への分解を阻害します．その結果，小腸上部からの急激な単糖類の吸収を抑制することによって食後過血糖を改善します（p.30参照）．その過程において，吸収されないα-GIは小腸全域に存在するため，小腸でα-グルコシダーゼによって分解されなかった多くの糖類は次々と大腸に達してしまい，大腸の腸内細菌による発酵で副作用である下痢や腹部膨満などが引き起こされることになります（図3-42）．一方，ミグリトールは小腸上部で薬剤自体が吸収されるため，小腸上部において分解，吸収されなかった糖類も，大腸に達する前に小腸下部のα-グルコシダーゼによって分解，吸

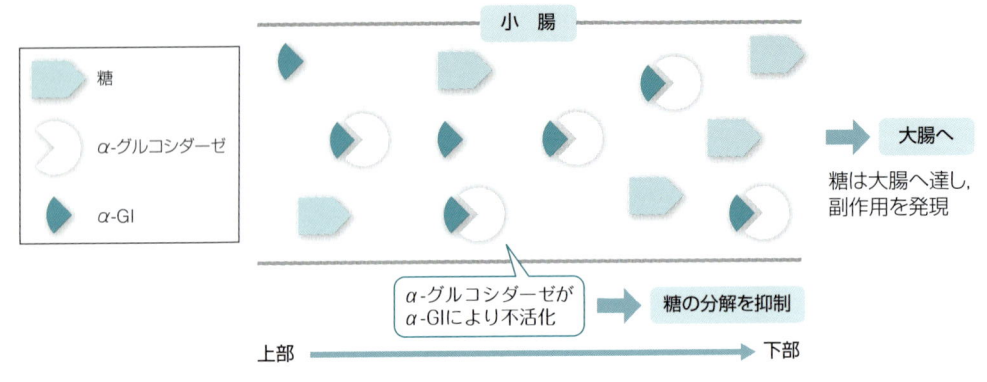

図3-42 α-グルコシダーゼ阻害薬（α-GI）の作用機序

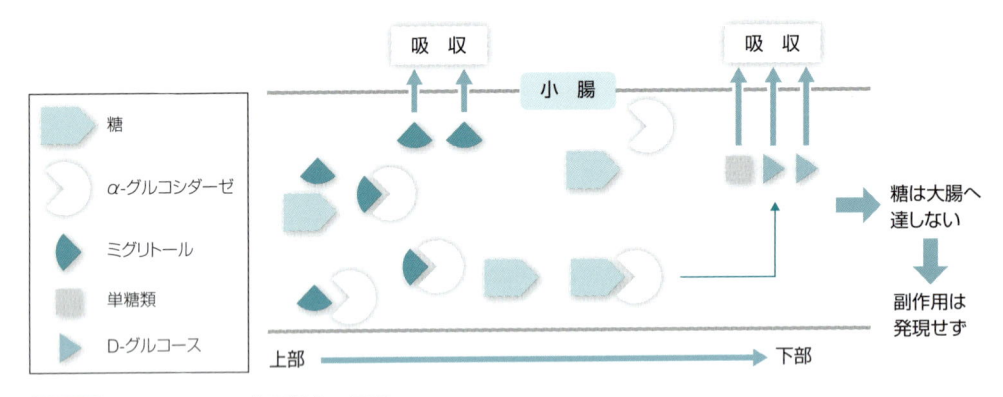

図3-43 ミグリトールの作用機序の予測

収されると考えられます．したがって，糖類が大腸まで達することはなく，理論上，十分に副作用を軽減できる薬剤であると予測できます（**図3-43**）．ところが添付文書を確認すると，実際はほかのα-GIと大きな差がありません（**図3-44**）．なぜ，副作用の頻度に差がないのでしょうか？　この謎を解くカギこそ，ミグリトールの経口吸収率です．早速，セイブルの添付文書で経口吸収率を確認したいところですが，添付文書にはその記載が一切ありません．しかしインタビューフォームに，外国人のデータではありますが，吸収率が記載されていました（**図3-45**）．ご覧のとおり，セイブルの吸収率は約60％です．これでは，ミグリトールに副作用の軽減を期待することは難しいように思われます．なぜならば吸収されない約40％のミグリトール（25mg錠なら10mgも）が小腸下部に存在すれば，多くの糖類が大腸まで達してしまうことは容易に想像できるはずです（**図3-46**）．

　このように経口吸収率が60％という情報を得ることができれば，この謎解きもそれほど難しいものではありません．しかし，添付文書にはそのカギとなる経口吸収率の記載は一

図3-44 α-グルコシダーゼ阻害薬の添付文書における副作用の記載(抜粋)
(セイブル®錠およびベイスン®錠医療用医薬品添付文書より抜粋)

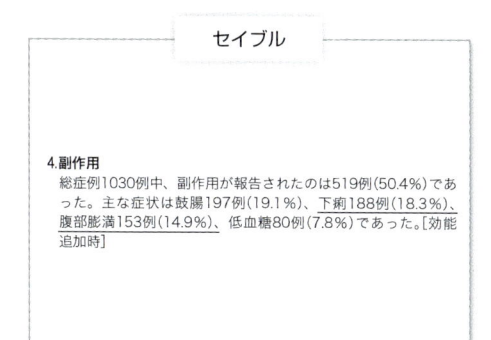

セイブル

4.副作用
総症例1030例中、副作用が報告されたのは519例(50.4%)であった。主な症状は鼓腸197例(19.1%)、下痢188例(18.3%)、腹部膨満153例(14.9%)、低血糖80例(7.8%)であった。[効能追加時]

ベイスン

4.副作用
糖尿病の食後過血糖の改善の場合
承認時までの試験では1日0.6mg又は0.9mgを投与した965例中154例(16.0%)に、市販後の使用成績調査(再審査終了時点)では4,446例中460例(10.3%)に臨床検査値の異常を含む副作用が認められている。主な副作用は下痢(4.0%)、放屁増加(4.0%)、腹部膨満(3.5%)等であった。
＊耐糖能異常における2型糖尿病の発症抑制の場合
承認時までの試験では1日0.6mgを投与した951例中452例(47.5%)に臨床検査値の異常を含む副作用が認められている。主な副作用は鼓腸(17.4%)、腹部膨満(13.1%)、下痢(12.0%)等であった。
以下の副作用は上記の試験、調査あるいは自発報告等で認められたものである。

図3-45 セイブルのインタビューフォームの記載(抜粋)
(セイブル®錠インタビューフォームより抜粋)

3.吸収
ミグリトールはほとんど代謝を受けず尿中に排泄されることから、尿中排泄率は吸収率を反映しているものと考えられる。
健康成人男子(6例又は12例)に空腹時にミグリトール25、50、100mgを経口投与したとき、尿中排泄率は用量増加に伴い低下した[8,9]。

<参考：外国人データ>
健康成人男子(6例)に³H-ミグリトール100mgを経口投与したときの尿中排泄率から求めた吸収率は約60%であった[31]。

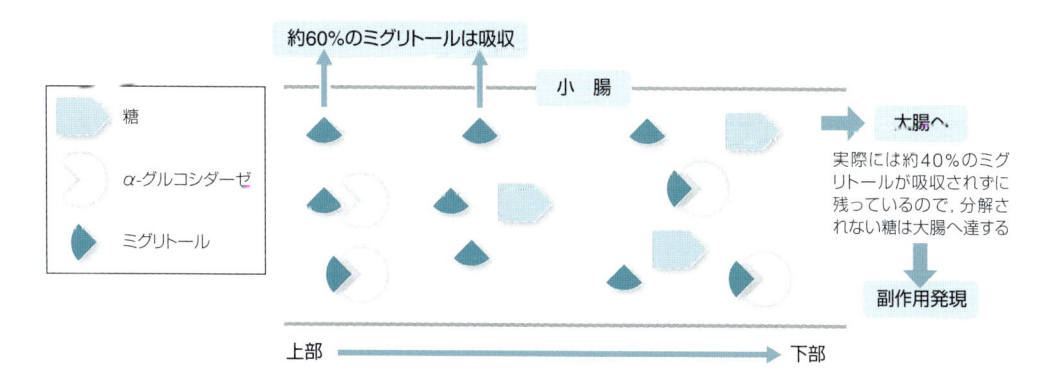

図3-46 実際のミグリトールの作用機序

切ありませんでした。これでは、ミグリトールが「小腸吸収型α-GI」と呼ばれている事実と、添付文書の副作用の記載の食い違いに気づき、「なぜ副作用が起きるのか？」という、いわばミグリトールの本質ともいうべき特徴を理解するのは難しいのではないでしょうか。調剤薬局という現場は医薬品情報を得る手段が限られているため、今回のような情報

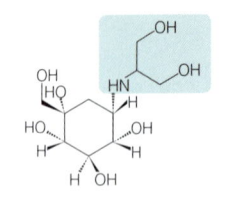

図3-47 ボグリボースの化学構造

図3-48 ミグリトールの化学構造

も，すぐに手に入れることは難しいといえます．しかし，そのような状況だからこそ，大まかな目安でもよいから，すぐに判断できるような情報が望まれているのではないかと思います．このような時にも，化学構造式が非常に役立つ情報源となるのです．

　たとえば，図3-47に示した化学構造式をご覧ください．おそらく，ご覧になった第一印象は"OH基がすごく多いなぁ"ではないでしょうか．ということは，"吸収されにくい薬剤"という推測ができます．実際に図3-47に示した薬剤は，非経口吸収型α-GIであるボグリボースですから，この推測は非常に的確なものといえます．では次に，図3-48に示した化学構造式とボグリボースの構造式の比較から，今度はどのような情報を推測できるでしょうか？　置換基の　　　で囲った部分に注目すると，図3-48の構造式中のOH基の数はボグリボースよりも1個少ないことがわかります．すると，この薬剤は"ボグリボースよりは少し吸収率がよい薬剤"と予測できるはずです．そうです，この図3-48に示す薬剤こそミグリトールです．

　このように化学構造式の置換基を比較するだけで，添付文書に記載されていない薬剤の経口吸収率もある程度は推測できるのです．具体的な数値としては得られませんが，薬剤の個性，本質を理解していくためには十分な情報ではないでしょうか．そういう意味でも，化学構造式を読むことは薬剤の本質をつかみ，より正確な薬剤情報を得るための第一歩であるといっても過言ではないのです．

第4章

部分構造を読む

1 化学構造中の"窒素"と"酸素"の役割

プロローグ

　前章までは，化学構造式の構成は主に基本骨格，置換基からなり，この2つを個別に見てみることによって，いろいろな薬剤情報を効率よく入手できることをお伝えしました．しかし，もともと基本骨格や置換基は化学構造を構成する"部分構造"に過ぎないのですから，同じ構造なら当然，共通する性質や特徴をもっています．そこで本章では，特に基本骨格，置換基と区別せずに，薬の化学構造式によく用いられる部分構造にスポットを当て，そこから得られる薬剤情報について解説していきたいと思います．

　ここまで読んでも，まだ化学構造式に苦手意識を持っている方がおそらくたくさんいると思います．そこで本章のテーマは「化学構造式なんて難しくない！」として，基本骨格，置換基の区別をせずに，薬剤の本質や特徴のカギを握る化学構造について，その役割や性質を明快にお伝えしていこうと思います．まず初めは，ほぼすべての薬剤，とりわけ受容体作用型あるいは酵素作用型と呼ばれる薬剤のほとんどの化学構造中に存在する窒素（N）と酸素（O）の役割からお伝えします．

窒素（N）と酸素（O）の役割とは

　皆さんにとってNやOはもはや特別な存在ではありません．なぜなら前章までででこれらの原子が果たしている役割に幾度となく触れてきているからです．N，Oの役割を一言で表現するなら「薬剤の結合に関与する」ということになります．たとえば，腎排泄型薬剤が腎臓から排泄されるのは，化学構造中のNやOが水分子と結合するからであり，受容体あるいは酵素作用型薬剤が薬理活性を発現するのも，同じくNやOが受容体や酵素と結合するからでしたね．そして，NやOがそれらと形成する結合様式は，互いにNやOを含む構造同士の水素結合だったのです（**表4-1**，**図4-1**）．

　これまでは薬剤の個性を理解するための1つの要素としてしか把握してこなかったNやOの役割に，今ここでもう一度スポットライトを当て，そのコアとなる役割を明確に理解することができれば，多くの化学構造式がさらに読みやすくなります．そればかりか，今まで理解することのできなかった薬剤の特徴や個性をも，鮮明な形として記憶していくことができるはずです．

表4-1 N, Oの数と水素結合, 腎排泄, 作用強度の関係

NやOが多い	水素結合の数が多い	未変化体腎排泄率が高い	作用強度が大きい
NやO少ない	水素結合の数が少ない	未変化体腎排泄率が低い	作用強度が小さい

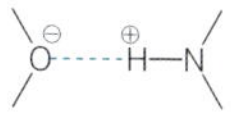

図4-1 水素結合形式の例

内因性交感神経刺激作用(ISA)のメカニズム

たとえば，内因性交感神経刺激作用(ISA)をもつβ遮断薬です．これまで皆さんはこの特徴的な薬剤の薬理作用の発現について，どのように理解していたでしょうか？ ご存じのとおり，ISAを有するβ遮断薬は部分作動薬(パーシャルアゴニスト)とも呼ばれ，カテコールアミンのβ受容体への働きを阻害するアンタゴニストとしての薬理作用を主作用としながらも，それ自身がβ受容体をわずかに直接刺激する作用をあわせもつ薬剤です．"遮断しながら刺激する"なんて，普通に考えたらなかなか理解することはできません．しかし，こんな不可解な薬理作用さえ，"NやOは薬剤の結合に関与する"という情報と，これまで培ってきたβ遮断薬の化学構造の知識を用いれば簡単に解き明かしていくことができるのです．では早速，構造式を見ていきましょう．**図4-2**，**4-3**に代表的なISAをもつβ遮断薬〔ISA(+)〕と，もたないβ遮断薬〔ISA(-)〕の化学構造式を示しました．

ご覧のとおりISA(+)とISA(-)のβ遮断薬の化学構造の大きな違いは，図中の　部分のNやOを含む置換基の存在です．実際にセリプロロール(セレクトール)とプロプラノロール(インデラル)を例にとり，"β遮断薬はβ受容体上のフタ"の法則(p.26参照)に従って，それぞれの薬剤でβ受容体にフタをしてみます(**図4-4**)．そして図のように，β遮断薬がβ受容体上のフタになった時，その間にできる空間をISA(+)の置換基が受容体のactive site近くにまで伸びていると仮定すれば，これらの薬剤がISAを発揮する理由が何となく理解できると思います．さらに，置換基に存在するNやOの存在に着目しましょう．もう説明するまでもありませんね．この置換基中のNあるいはOがactive siteの一部と結合しISAを発揮するとしたら，アンタゴニストでありながらも直接刺激する作用をあわせもつという薬剤の特徴も明快かつ理論的に理解できるはずです．こうして考えると，NやOの役割は意外と簡単なものに感じませんか？

しかし，いくらNやOの役割が「薬剤の結合に関与する」ことだといっても，なかにはNやOとの関わりを拒む相手もいます．一体，NやOを受け入れない相手とはどんな相手なのでしょうか？

セリプロロール：ISA(＋)　　　　　　　カルテオロール：ISA(＋)

図4-2 β遮断薬の化学構造の例

ビソプロロール：ISA(－)　　　　　　　プロプラノロール：ISA(－)

図4-3 内因性交感神経刺激作用(ISA)を持たないβ遮断薬の例

セリプロロール　　　　　　　　　　　プロプラノロール

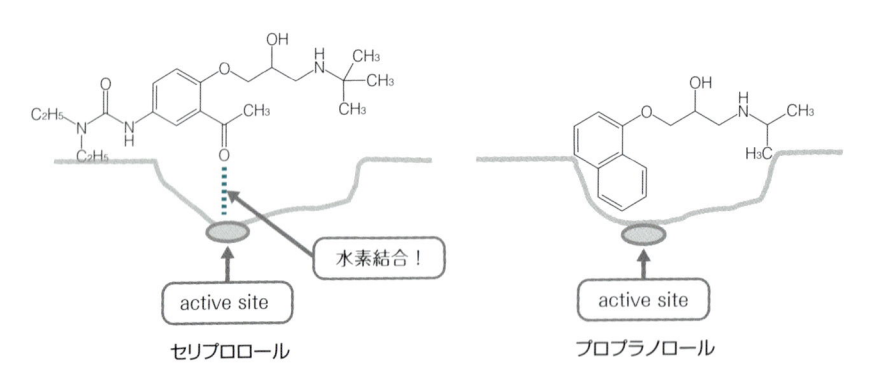

図4-4 active siteにセリプロロールの置換基が結合するイメージ

親水性と疎水性

　もともとNやOが形成する水素結合は，**図4-1**からわかるように，その相手も同じように構造中にNやOを含んでいます．言い換えれば，水素結合は似た者同士の集まりといえ，人間社会に例えるなら"気の合う者同士が群がる"といったところでしょうか．このように水素結合を形成することができる構造は，通常「親水性」と呼ばれる名前のとおり，非常に水となじみやすい性質をもっています(**図4-5**)．こういった性質を考えると，NやOを受け入れない相手の姿がおのずと見えてきますね．その相手とは親水性とは正反対の"疎水性"と呼ばれ

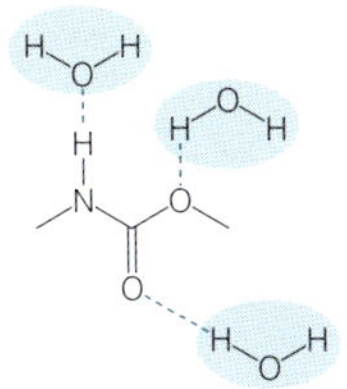

図4-5 水素結合と親水性のイメージ

る水となじまない性質をもつ構造のことです．この構造は前章でお伝えした"脂溶性の構造"と同じ構造と考えてよく，多くは炭素（C）が連なった構造をしています．水と油なのですから，これら疎水性の構造が親水性のNやOを受け入れないのも無理のない話ですね．

ミルタザピンとミアンセリンの違いとは？

　薬剤のなかには，この親水性と疎水性の性質を見事に利用し，既存の薬剤より数段優れた薬剤へと発展させたものがあります．この薬剤こそ「スーパー・テトラミド」ことミルタザピン（リフレックス）です．一般的な抗うつ薬の分類では，ミルタザピンはノルアドレナリン作動性・特異的セロトニン作動性抗うつ薬（NaSSA），ミアンセリン（テトラミド）は四環型抗うつ薬に分類されています．しかし，両剤の化学構造上の違いといえば，矢印部分のNとCしかありません（**図4-6**）．ところが臨床面では，ミルタザピンはミアセリンと違い，ノルアドレナリン，セロトニンの両方の神経の活動を増強します．この作用の違いはこれらの神経活動に大きくかかわっているノルアドレナリンα_1，α_2受容体に対する両剤の親和性の違いから説明されています．両剤の臨床上の作用から考えれば，α_1受容体に対するミルタザピンの親和性のみがミアンセリンの1/7程度に低下していることを示すこのデータ（**表4-2**）は，その臨床面の違いを十分に裏付ける結果といえます．

　ではなぜ，化学構造全体から見れば微差ともいえる1か所のNとCの違いから，これほどまでにα_1，α_2各受容体への親和性の違いを生み出すことができるのでしょうか？　ここで先ほどあげた親水性と疎水性について思い出してください．Nは先ほど述べたとおり親水性の元素であり，Cは疎水性の元素ですから，両剤は親水性と疎水性という真逆の化合物となります．このことから，α_1，α_2受容体の両剤が結合する部分において，一方は親水性，もう一方は疎水性となっている箇所があり，そのことがα_1，α_2受容体への親和性の差異を生みだしているのではないか？と予想できます．

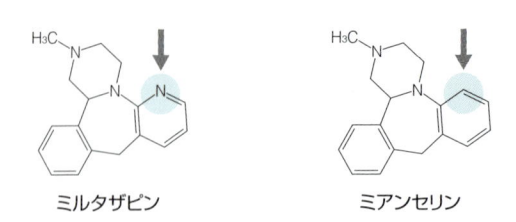

図4-6 ミルタザピンとミアンセリンの化学構造の比較

表4-2 ミルタザピンとミアンセリンのα$_1$, α$_2$受容体への親和性の比較(*in vitro*：IC$_{50}$(nM))

	ミルタザピン	ミアンセリン
α$_1$受容体	500	72
α$_2$受容体	50	110

(Watanabe T et al：J New Rem & Clin, 58：1152-1160, 2009)

ミルタザピンとミアンセリンの作用機序をみてみよう！

　それでは，実際に両剤の作用機序を調べてみましょう．まず，両剤が受容体と結合するとき，矢印部分の一番近くに存在する受容体中のアミノ酸の種類は，α$_1$受容体がバリン(Val)，α$_2$受容体はチロシン(Tyr)です．さらに厳密にいえば，矢印部分にもっとも接近している構造はα$_1$受容体のバリンの末端部位である3つの炭素から構成されたイソプロピル基，α$_2$受容体ではチロシンによりつくられた空隙となっています．つまり，α$_1$受容体では矢印部分にもっとも近い構造が疎水性のイソプロピル基なのですから，この部分が親水性のNであるミルタザピンは疎水性のCであるミアンセリンよりも親和性が低くなります．一方，反対にα$_2$受容体では矢印部分にもっとも近い部分が空隙なのですから，親和性にそれほど大きな差は生じません．このような受容体への親和性のメカニズムがわかれば，NとC，たった1つの違いから生まれた臨床効果の大きな違いも非常に納得のいくものとなります(**図4-7**)．

　ところで，ここで説明した受容体中のアミノ酸の種類や結合様式などはもちろん覚える必要などなく，あくまで今回は確認的に調べたにすぎません．重要なことは，たった1ヵ所のNとCの違いから，α$_1$, α$_2$受容体との親和性の違いの理由を予想できてしまうということです．しかもそのN，Cの違いとは単に親水性と疎水性の違いだけです．つまり結局のところ，ミアンセリンが「スーパー・テトラミド」と呼ばれるゆえんは，Nの親水性が理由だったということになります．ほら，やっぱり窒素原子(N)や酸素原子(O)なんて難しくないでしょう？

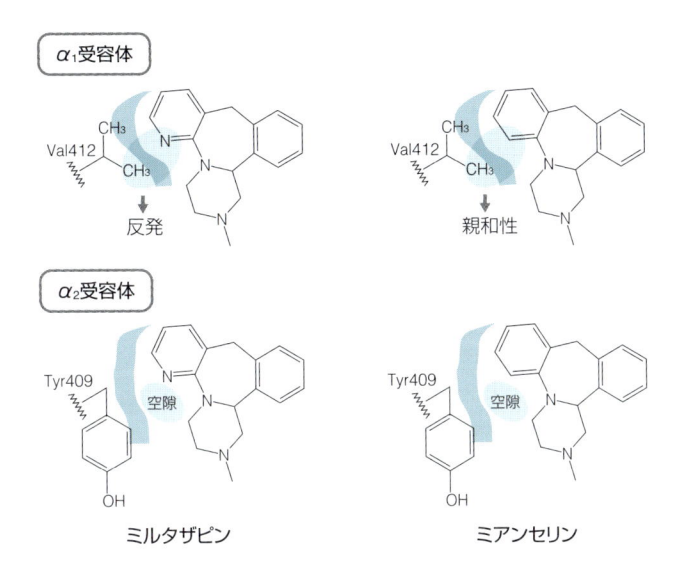

図4-7 ミルタザピン，ミアンセリンのα₁，α₂受容体への親和性の違い
(Watanabe T et al：J New Rem & Clin, 58：1152-1160, 2009)

"化学的根拠"を入手する，使用する

　複雑な化学構造式をただ眺めているだけでは，それは単なる複雑な形にしか過ぎません．今回のように，よく見かける化学構造式中のある一部分から，薬剤の特徴をとらえることは，化学構造式を"簡単な読みもの"とする一番の近道となります．またこの手法は，"街の化学者"である薬剤師が常に持ち続けるべき"化学的根拠"を手に入れる近道でもあるのです．そして手に入れた"化学的根拠"に基づいた薬剤情報を医療現場に還元することは，薬剤師にしかできない重要な職能の1つです．たとえば，仮に循環器科の医師から「テトラミドを服用している患者さんで徐脈が気になる方がいますが，ほかに代わる薬剤は何かありませんか？」という問い合わせに対して，今回のミルタザピンとミアンセリンの違いを"化学的根拠"に基づき理解した皆さんならば，自信をもって「リフレックスはどうでしょう．」と提案できるはずです．

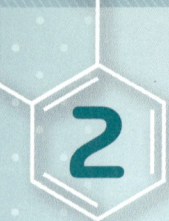

2 小さな怪力"フッ素"

プロローグ

本項のテーマは"フッ素"です．フッ素（F）が属するハロゲンはご存じのとおり，元素周期表の縦列，右から2列目の元素（第17族）の総称です（図4-8）．皆さんもいろいろな化学構造式を見ていれば，ハロゲンを含む薬剤がとても多いことを実感されるはずです．特にFを含む薬剤は薬剤全体の約20％を占めるといわれており，さらに年々，その数を増やしています．

この理由として，フッ素原子は化学構造中にたった1つ存在するだけで，より優れた個性をもつ薬剤へと進化させる特徴をもっているところにあります．そこで今回は，全薬剤の20％の薬剤が有しているという優れた個性を知るために"フッ素原子の特徴"について考えてみましょう．

フッ素は最強の電気陰性度をもっている！

さて唐突に"フッ素原子の特徴"といわれても困りますよね．しかし，薬剤の個性を読み解くうえで必要なフッ素原子の特徴はたった3つしかありません（表4-3）．

周期 \ 族	1	2	3	4	5	6	7	8	9	10	11	12	13	14	15	16	17	18
1	H																	He
2	Li	Be											B	C	N	O	F	Ne
3	Na	Mg											Al	Si	P	S	Cl	Ar
4	K	Ca	Sc	Ti	V	Cr	Mn	Fe	Co	Ni	Cu	Zn	Ga	Ge	As	Se	Br	Kr
5	Rb	Sr	Y	Zr	Nb	Mo	Tc	Ru	Rh	Pd	Ag	Cd	In	Sn	Sb	Te	I	Xe
6	Cs	Ba		Hf	Ta	W	Re	Os	Ir	Pt	Au	Hg	Tl	Pb	Bi	Po	At	Rn
7	Fr	Ra		Rf	Db	Sg	Bh	Hs	Mt	Ds	Rg							

第17族：ハロゲン

図4-8 元素周期表でのハロゲンの位置

1. 電気陰性度が最強．
2. 大きさは水素原子(H)について非常に小さい．
3. フッ素原子と炭素原子(C)の結合は分解されにくい．

表4-3　フッ素原子の3つの特徴

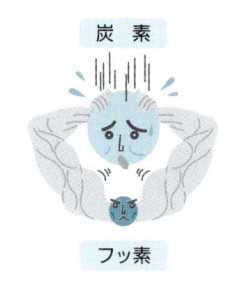

図4-9　フッ素は『小さな怪力』

　一見，小難しく感じられるでしょうか．しかし，"電気陰性度が最強"，すなわち，フッ素原子が全元素中でもっとも強く電子を引きつける力をもっている，ということさえ理解すれば，残る2つの特徴も簡単に理解することができます．

　そもそも電気陰性度が最強であるフッ素原子に一番影響を受ける電子はどこに存在する電子なのかといえば，もちろんそれはフッ素自身の原子核をとりまく電子にほかなりません．つまり，フッ素原子は強力な電気陰性度によって，自身の原子核をとりまく電子をより中心部へ引っ張り込み，その結果，フッ素原子自体の大きさは見かけ上，非常に小さなものとなるのです．そして"電気陰性度が最強"というフッ素原子の電子を引き寄せる力は炭素原子との結合間においても大いに発揮され，フッ素原子はその力によって炭素原子を自身により強く引き寄せることになるのです．そのため，フッ素－炭素結合の結合距離はほかの原子で形成される結合距離よりも短くなり，フッ素－炭素結合は非常に分解されにくい安定な結合となるのです．この特徴は，細長い錠剤よりも，太くて短い錠剤のほうが半割調剤しにくい（割りにくい）のと似ているかもしれません．このように考えれば，フッ素原子の特徴を理解することはけっして難しくはなく，一言でその特徴を表すなら『小さな怪力』といったところでしょうか（**図4-9**）．そして，『小さな怪力』であるフッ素原子を化学構造に導入された薬剤は，"作用強度"と"安定性"という2つの個性を得ることができるのです．

フッ素は作用強度を高める！

　それにしてもなぜ，薬剤にフッ素原子を組み込むと"作用強度"と"安定性"を得ることができるのでしょうか？　まずはフッ素原子が与える"作用強度"の謎から解き明かしていきしょう．まずは論より証拠です．早速，**図4-10**と**表4-4**に示すベンゾジアゼピン（BZ）系薬剤

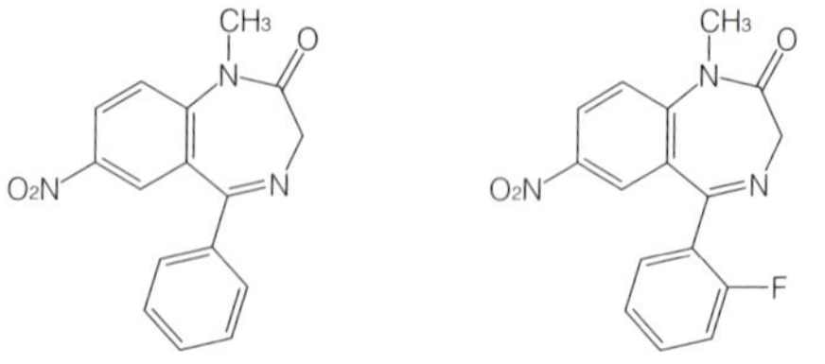

ニメタゼパム　　　　フルニトラゼパム　　　　　　ジアゼパム　　　　フルジアゼパム

図4-10 ニメタゼパムとフルニトラゼパムの化学構造の比較

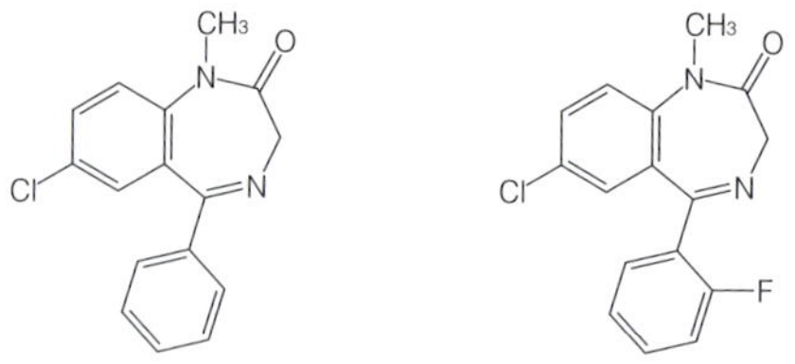

図4-11 ジアゼパムとフルジアゼパムの化学構造の比較

表4-4 ニメタゼパムとフルニトラゼパムの常用量

	ニメタゼパム	フルニトラゼパム
常用量/日(mg)	3〜5	0.5〜2

表4-5 ジアゼパムとフルジアゼパムの常用量

	ジアゼパム	フルジアゼパム
常用量/日(mg)	4〜15	2.25

のニメタゼパム（エリミン）とフルニトラゼパム（ロヒプノール，サイレース）の化学構造式と常用量，さらに**図4-11**と**表4-5**に示したジアゼパム（セルシン，ホリゾン）とフルジアゼパム（エリスパン）の化学構造式と常用量をそれぞれ比較してください．お気づきのとおり，それぞれの薬剤の化学構造上の違いは，いずれもフッ素原子1つ分だけです．にもかかわらず，常用量には明らかな差があります．フッ素原子を有したフルニトラゼパムとフルジアゼパムのほうが対照薬剤と比べて少量となっています．すなわち，これはフッ素原子を有した薬剤の作用強度が高いことを意味しています．フルニトラゼパムはBZ系のなかでも唯一，向精神薬の第二種に指定され，米国では麻薬に指定されていることからも十分に納得できるはずです．

　同じように化学構造中のフッ素原子の有無により作用強度に違いのある薬剤は多岐にわたります．たとえば，ステロイド性抗炎症薬ではプレドニゾロン（プレドニン）とデキサメタゾン（レナデックス）があげられます（**図4-12**）．フッ素原子を有するデキサメタゾンの作用強度はプレドニゾロンよりも約6倍強くなります．また，脂質異常症治療薬として汎用されるHMG-CoA還元酵素阻害薬では，レギュラースタチンに対しストロングスタチンに分類される薬剤の化学構造中にはすべてフッ素原子が存在していることからも，いかにフッ素原子がさまざまな薬剤の作用強度を高めるために有用な置換基なのかがわかります（**図4-13**）．

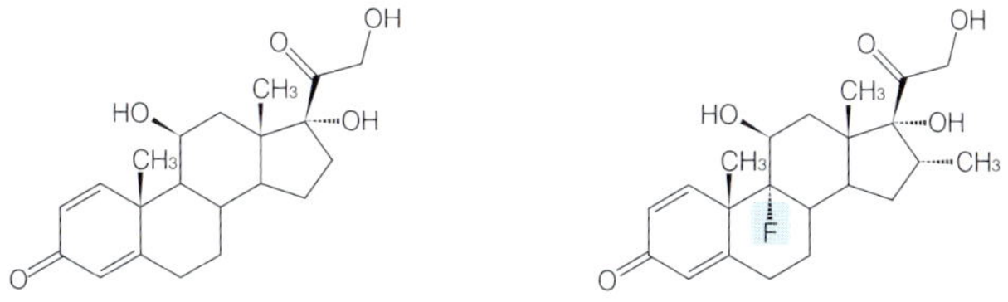

プレドニゾロン　　デキサメタゾン

図4-12 プレドニゾロンとデキサメタゾンの化学構造の比較

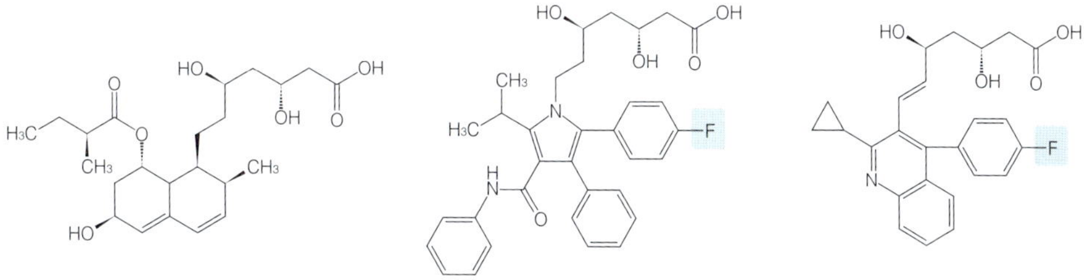

プラバスタチン　　アトルバスタチン　　ピタバスタチン

レギュラースタチン　　ストロングスタチン

図4-13 レギュラースタチンとストロングスタチンの化学構造の比較

電気陰性度と作用強度の関係は？

このようにフッ素原子が薬剤の作用強度を高める理由には，フッ素原子の「電気陰性度が最強」「大きさが非常に小さい」という2つの特徴が活かされています．第3章で薬剤の作用強度を高める置換基に水酸基(OH基)とアミノ基(NH基)をとりあげました(p.98参照)．そして，これらの置換基が，置換基内の原子間による電気陰性度の違いから生じる電子的なひずみによって，受容体や酵素と水素結合を形成して作用強度を高めることをお伝えしました．すると，強力な電気陰性度をもつフッ素原子も，同じように受容体や酵素と水素結合を形成することにより作用強度を高めると考えることができるかもしれません．

しかし，フッ素原子が作用強度を高める理由は，水酸基やアミノ基のような置換基内だけの電子的なひずみを利用した部分的なものではありません．フッ素原子は，その強大な力によって構造中に存在するもっと広範囲の電子を自身に強く引き寄せることができ，こうして引き寄せられた電子はフッ素原子上に負(−)の電荷をもつ大きな電子のかたまりとして存在することになります．そして，フッ素原子を含む薬剤が受容体や酵素と結合する際，受容体や

酵素中に恒常的に存在する正（＋）電荷を帯びた部分と互いに強力に引き寄せ合うことになり，薬剤の作用強度は増強されることになるのです．

フッ素の小ささも重要

　ここで肝心なことを忘れてはいけません．いくらフッ素原子がすごい力を発揮するといっても，そもそも薬剤が受容体や酵素のactive siteまで入りこめなくては何の意味もありません．一般的に薬剤の作用強度を高めるには，水酸基やアミノ基のような置換基を導入しますが，そうなれば当然，化学構造の大きさも導入された置換基の分だけが大きくなります．すると，受容体や酵素の入口を通過できなくなったり，たとえ通過できても，モデルである基質とは異質な形と認識され，受容体や酵素に取り込まれなくなってしまう薬剤もあるのです．この点，フッ素原子は非常に小さい原子ですから，導入しても薬剤の大きさや形に大きな変化を与えることはほとんどありません．実際に，フッ素原子の小ささを利用して，生体内生理活性物質とそっくりに似せたフルオロウラシル(5-FU)のような薬剤は非常に多く存在します（図4-14）．つまりフッ素原子は化学構造の大きさや形を変えずに薬剤の作用強度を増強させるには，うってつけの置換基ということになるのです．

フッ素は安定性も高める！？

　では最後にもう1つの謎，フッ素原子が与える"安定性"の謎解きをしましょう．薬剤の"安定性を高める"というのは，"薬剤を壊れにくくする"ということであり，薬剤が薬物代謝酵素によって分解，代謝を受けにくくするということなのです．具体的にクアゼパム（ドラール）の構造から考えてみましょう（図4-15）．クアゼパムはBZ系薬剤のなかでも半減期が非常に長い（36.6時間）薬剤の1つであり，その理由が化学構造中の4つのフッ素原子に

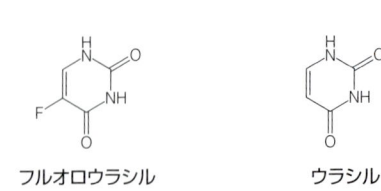

図4-14　フルオロウラシルとウラシルの化学構造の比較

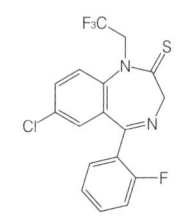

図4-15　クアゼパムの化学構造

表れているのです．

　通常，薬物代謝酵素は構造内で部分的に歪な形状をした部分や，電子的にひずみをもつ不安定な部分を代謝の起点とします．では，フッ素原子の存在といえば，薬物代謝酵素から見れば小さな目立たない存在のように見えますが，フッ素原子上には大きな電子のかたまりが存在しているように見えるため格好の標的となります．しかし，フッ素原子は「炭素原子との結合が分解されにくい」という特徴をもっているため，いくら薬物代謝酵素といえども，このフッ素原子－炭素原子の結合を分解することは容易ではありません．そのため，化学構造中にフッ素原子を有する薬剤は，なかなか代謝が進まず，クアゼパムのような長時間作用型の薬剤が生まれるのです．

3 "塩素"が薬剤に与える個性

プロローグ

前項では，フッ素原子についてお伝えしましたが，同じハロゲンに属する元素でも，塩素原子はフッ素原子とはまったく異なる個性を薬剤に与える目的で利用されているのです．たしかに近年，塩素原子を含む薬剤が発売される頻度はフッ素原子を含む薬剤に比べれば少ないのかもしれません．しかし，従来から使用されている薬剤に塩素原子を含むものは非常に多く，さらに塩素原子は臭素原子（Br）やヨウ素原子（I）といったほかのハロゲンの特徴と共通点が多いため，塩素原子が薬剤に与える個性を理解することも，現場の薬剤師にとっては，さらなる薬剤の個性を読み解くうえで非常に重要であるといえます．

塩素原子の個性って？

塩素原子が薬剤に与える個性とは『薬剤の脂溶性を高める』『薬剤の分解を早める』の2つです．この2つの個性をベンゾジアゼピン（BZ）系薬剤のトリアゾラム（ハルシオン；図4-16）とアルプラゾラム（コンスタン，ソラナックス；図4-17）の化学構造式，最高血中濃度到達時間（T_{max}），そして半減期（$t_{1/2}$）のデータから説明します（表4-6）．

まずは両剤の化学構造式とT_{max}を比べてみましょう．両剤の化学構造の違いは塩素原子1個分ですが，さすがに超短時間型に分類されるだけあって，トリアゾラムのT_{max}は，アルプラゾラムと比べて非常に短くなっています．これは，前章でお伝えした脂溶性の高い薬剤は経口吸収性が高いこと（p.105参照）を思い出していただくと簡単に理解できます．つまり，脂溶性を高める塩素原子が1個多いトリアゾラムのほうがアルプラゾラムと比べて経口吸収がよく，これが効果発現時間の短さに反映されたと考えれば，両薬剤のT_{max}の違いが非常に納得できるものとなるはずです．このように，BZ系薬剤のような同一系統の薬剤の作用時間の早さを考えなくてはならない場面で，構造中の塩素原子の数は非常に重要な指標となるのです．

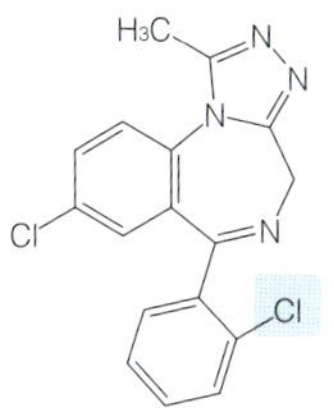

図4-16 トリアゾラムの化学構造

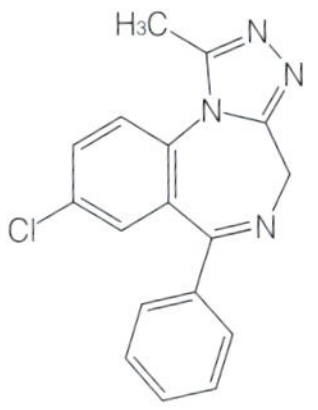

図4-17 アルプラゾラムの化学構造

表4-6 トリアゾラムとアルプラゾラムのT_{max}, $T_{1/2}$の比較

	トリアゾラム	アルプラゾラム
T_{max}（時間）	1.2	約2
$T_{1/2}$（時間）	2.9	約14

塩素原子が薬剤の分解を早める!?

　次に塩素原子が「薬剤の分解を早める」とはどういうことでしょう？　前項では，フッ素原子が薬剤に安定性を与えることをお伝えしました．では，同じハロゲンでありながら塩素原子はなぜ薬剤の分解を早めてしまうのでしょうか？　この理由は簡単です．なぜなら塩素原子にはフッ素原子の特徴であった"原子の大きさが小さい""炭素原子との結合が分解されにくい"という2つの特徴がないからです．塩素原子は元素周期表からわかるように，ある程度の強さの電気陰性度はもっています．しかし，その力はフッ素原子には到底及びません．そのため，塩素原子もある程度は周りの電子を引き寄せることはできるものの，自身の原子核をとりまく電子や結合する炭素原子（C）をフッ素原子のように強く自身に引き寄せるほどではないのです．早い話が，塩素原子の電気陰性度はとても『中途半端な力』なのです．そして塩素原子の大きさは薬剤全体の構造からみても大きいため，構造式の形をアンバランスにしてしまいます．この中途半端な力をもつ大きな原子がぶら下がったようにしてできたアンバランスな形は，薬物代謝酵素の恰好な標的となってしまいます．これが，両剤の$t_{1/2}$がトリアゾラムの2.9時間に対し，アルプラゾラムが約14時間となる理由だと考えれば理論的に理解できるのです．化学構造中に導入された1つの塩素原子によって，トリアゾラムは早い吸収過程と速やかな代謝により超短時間型睡眠導入剤として使用され，一方，アルプラゾラムは一般的な吸収速度と，その長い半減期による安定的な作用発現から抗不安薬として使用されているのです．同一の基本骨格をもつ両薬剤ですが，たった1つの塩素原子によりこれだけの違いが現れるのです．

4 "スルホンアミド系薬剤"を見極めよう！

プロローグ

　調剤の現場にいる薬剤師なら"スルホンアミド"という語句を添付文書や市販の書籍などで一度は見たことがあるでしょう．たとえ，これまでに見たことがなくても薬剤の化学構造式を読めば，必ずこの構造を見かけるはずです．それほどまでにスルホンアミドは，非常に多くの薬剤の化学構造で基本骨格あるいは置換基として利用されている部分構造なのです．

　しかし"スルホンアミド"と耳にしただけでは，「ややこしい」「難しい」というイメージだけが先走り，スルホンアミドの性質や，薬剤に与える個性を考えることは難しいかもしれません．でも実際に構造を見れば，その解釈はいたって簡単に感じるはずです．なぜなら，これまで幾度となく説明した"水素結合"を思い浮かべて構造を見れば，誰もが「水素結合しそうだ！」と考えつくことができるからです．

スルホンアミドの強い水素結合

　実際にスルホンアミドは硫黄原子（S）の働きもあり，非常に強力な水素結合を形成する構造です（図4-18）．そして，スルホンアミドの性質に関して，薬剤の化学構造式を読むうえでは，『水素結合をする』以上の解釈は必要ありません．なぜなら，スルホンアミドもほかの水素結合を形成する構造と同様に，薬剤に与える『水溶性を高める』と『作用強度の増強』という2つの個性をもっているからです．

　スルホンアミドが導入された薬剤が水溶性薬剤であることは，図4-19に示した薬剤が腎排泄型薬剤であること，なかでもとりわけ，経口糖尿病治療薬であるSU薬が，腎不全を

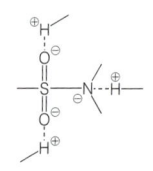

図4-18　スルホンアミドの水素結合

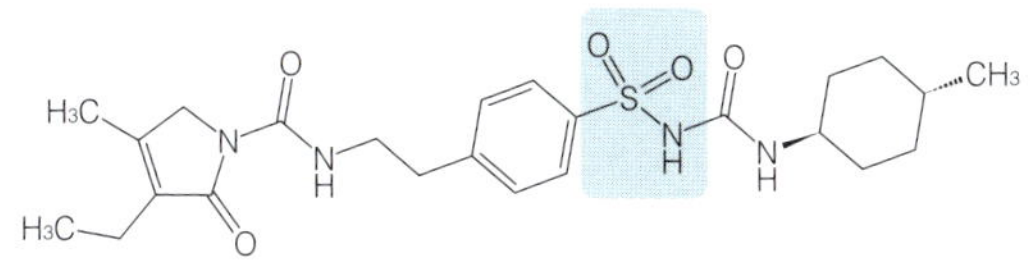

グリメピリド（アマリール）

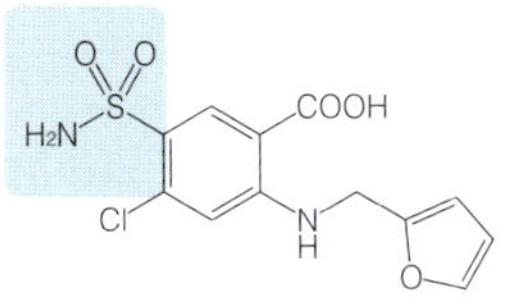

フロセミド（ラシックス） 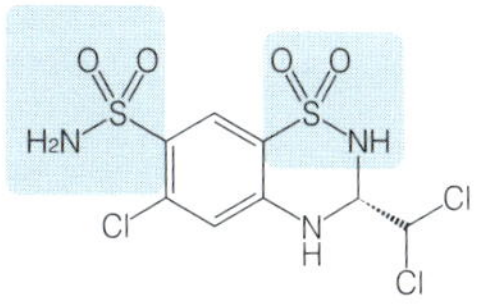　　　ヒドロクロロチアジド（フルイトラン）

図4-19 基本骨格中にスルホンアミドを含む薬剤の化学構造

患っている患者さんには使用できないことからも容易にイメージできるはずです．実際に薬の開発者は当該薬剤の開発プロセスで，脂溶性による副作用や相互作用の問題が予測される場合には，構造中にスルホンアミドを導入し，水溶性を高めてそれらの問題を解決するケースが多いようです．また作用強度の増強においても，基本骨格中に組み込まれたスルホンアミドが，より強力な薬理作用を発現させるための重要な役割を担うことが知られています．

スルホンアミドアレルギーを見つけるには，構造を読むことが必須！！

　ところで，薬局では初めて来局された患者さんに初診アンケートなどを実施し，その内容から患者さんの薬剤過敏症既往歴を把握することも多いと思います．薬剤過敏症は前述（p.20参照）のとおり，体内の抗体が薬剤の化学構造の形を異物と認識することにより発症することから，共通の化学構造をもつ薬剤間では抗体に対する抗原性も共通すると考えることができます．そのため，通常スルホンアミドを化学構造中に含むスルホンアミド系薬剤の添付文書中にはスルホンアミドに対する注意喚起が記載されています（**図4-20**）．

　しかし，いくらこのような記載を意識しながら添付文書を読んだとしても，その薬剤がスルホンアミド系薬剤であるかどうかを知る手段は化学構造式を読む以外にないのです．その理由の1つとして，**図4-21**に示すロスバスタチン（クレストール）のように，化学構造中にスルホンアミドを有していながらも，添付文書中にスルホンアミドに関する注意事項が一切記載されていない薬剤が多くあることがあげられます．ロスバスタチンはHMG-CoA還元酵素阻害薬のストロングスタチンのなかで唯一，親水性薬剤であることからもわかる

【禁忌（次の患者には投与しないこと）】
1. 重症ケトーシス、糖尿病性昏睡又は前昏睡、インスリン依存型糖尿病（若年型糖尿病、ブリットル型糖尿病等）の患者［インスリンの適用である。］
2. 重篤な肝又は腎機能障害のある患者［低血糖を起こすおそれがある。］
3. 重症感染症、手術前後、重篤な外傷のある患者［インスリンの適用である。］
4. 下痢、嘔吐等の胃腸障害のある患者［低血糖を起こすおそれがある。］
5. 妊婦又は妊娠している可能性のある婦人［「6. 妊婦、産婦、授乳婦等への投与」の項参照］
6. 本剤の成分又はスルホンアミド系薬剤に対し過敏症の既往歴のある患者

図4-20 スルホンアミドアレルギーについての添付文書記載例
（アマリール®医療用医薬品添付文書より抜粋）

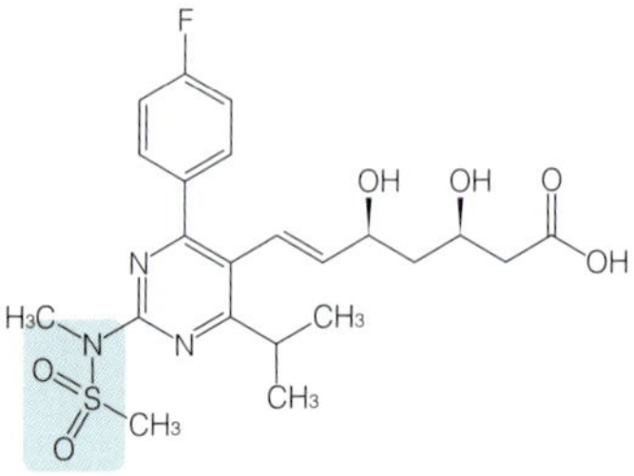

図4-21 ロスバスタチン（クレストール）の化学構造

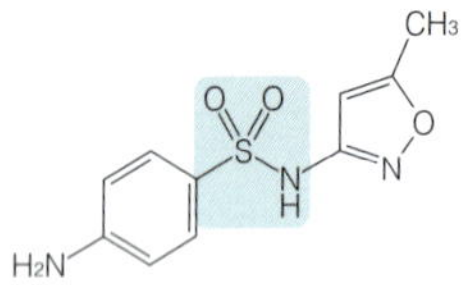

図4-22 スルファメトキサゾール（バクタ）の化学構造

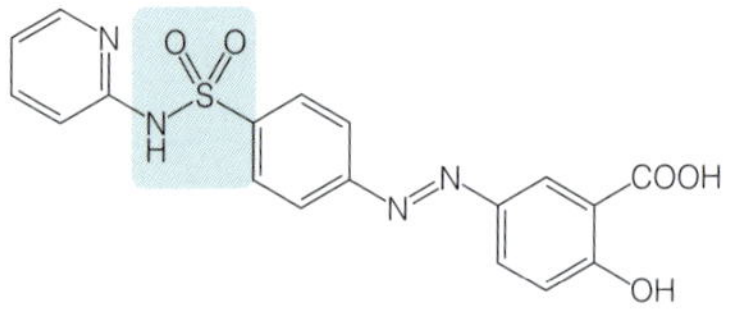

図4-23 サラゾスルファピリジン（アザルフィジンEN）の化学構造

ように，スルホンアミドの性質が存分に活かされた薬剤です．しかし，添付文書の活字ばかり読んでいては，この薬剤がスルホンアミド系薬剤であるかどうかを見抜くことは絶対にできません．

さらにもう1つの理由は，図4-22，4-23に示したサルファ剤のスルファメトキサゾール（バクタ）と抗リウマチ薬のサラゾスルファピリジン（アザルフィジンEN）のように，明らかに化学構造の中心がスルホンアミドであるにもかかわらず，添付文書に記載された過敏症に関する注意事項には「スルホンアミド系薬剤」ではなく「サルファ剤」と表記されている薬剤も存在することです（図4-24）．これでは，添付文書の活字だけを読んでいては，未然にスルホンアミドアレルギーを防ぐことは難しいですね．もちろん両剤ともにスルホンアミド系薬剤なのですから，スルホンアミドに対する抗体の抗原性がまったく無関係だと判断することはできないはずです．サルファ剤に過敏症既往歴をもつ患者さんには，たとえ薬効が異なる薬剤であっても，処方された薬剤がスルホンアミド系薬剤なら特別な注意が必要となります．逆にスルホンアミド系薬剤に過敏症既往歴をもつ患者さんに対しサルファ剤

第4章 部分構造を読む

【禁忌（次の患者には投与しないこと）】
1. 本剤の成分又はサルファ剤に対し過敏症の既往歴のある患者
2. 妊婦又は妊娠している可能性のある婦人［「妊婦、産婦、授乳婦等への投与」の項参照］
3. 低出生体重児、新生児［「小児等への投与」の項参照］
4. グルコース-6-リン酸脱水素酵素（G-6-PD）欠乏患者［溶血を起こすおそれがある。］

〔禁忌（次の患者には投与しないこと）〕
1. サルファ剤又はサリチル酸製剤に対し過敏症の既往歴のある患者
2. 新生児、低出生体重児［「小児等への投与」の項参照］

図4-24 サルファ剤アレルギーについての添付文書記載例

（バクタ®およびアザルフィジン®EN医療用医薬品添付文書より抜粋）

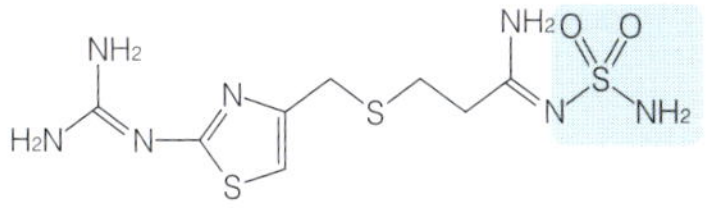

図4-25 ファモチジン（ガスター）の化学構造

が投与された場合にも相当な注意が必要となることは、もう説明するまでもありませんね。

このように化学構造式を読むことで、スルホンアミドに関する情報を的確に医療に反映させることができるのです。言い換えれば、活字だけに頼らず一目だけでも化学構造式を見てさえいれば、これまでまったく予測することのできなかった薬剤アレルギーを未然に防ぐことができるかもしれません。

身近にたくさん存在するスルホンアミド

スルホンアミド系薬剤はここまで紹介した薬剤以外にも、NSAIDsのセレコキシブ（セレコックス）やメロキシカム（モービック）、頻尿治療薬であるタムスロシン（ハルナール）、そして片頭痛治療薬のナラトリプタン（アマージ）など、数えあげれば本当にきりがありません。CMなどで一般的に広く知られている一般用医薬品「ガスター10」の主成分であるファモチジンでさえ、スルホンアミド系薬剤なのですから（図4-25）。

また、一般用医薬品では外皮用剤や眼科用剤などでは、まだまだサルファ剤が汎用されているのが現状です。このことから考えればスルホンアミドからの情報は、処方せん調剤にかかわる薬剤師だけの、限られた狭い領域でのみ必要な知識ではないのです。とはいえ、ただ単に化学構造中にスルホンアミド構造を含んでいるかを確認するだけで、そつなく（SO2N<）情報を得られるのですから、そんなに難しくはないですよね。スルホンアミドは、「スルホンアミド」という言葉を読むよりも、構造を読んだほうがはるかに効率的な理解ができる典型的な例といえるのです。

5 "エステル系"プロドラッグの効果

プロローグ

薬剤師なら"プロドラッグ"という言葉を聞いたことがありますよね．プロドラッグとは薬理作用を示す活性体の化学構造をあらかじめ修飾し，その構造が生体内で代謝・分解されることで初めて，薬理活性を発揮するようにデザインされた薬剤のことです．プロドラッグは活性体のままでは十分な治療効果を得られない化学構造上の欠点を化学修飾により改善してあるため，活性体をそのまま服用した場合に比べ，治療薬としてよりハイパフォーマンスな体内動態を示す薬剤となっています．しかし化学修飾された構造の多くは非常に複雑な構造であり，現場の薬剤師に「化学構造式は難しい」というネガティブな印象を与える大きな要因にもなります．実際，その部分の複雑な化学構造を見ただけで，あたかも薬剤全体までもが複雑な構造を形成していると感じてしまう薬剤師は多いのではないでしょうか．しかし逆にいえば，もし仮に複雑な化学構造を有した薬剤のなかから「この薬剤はプロドラッグだ」と判断できるようになれば，それは複雑な化学構造式を読み解くための貴重な手がかりとなるはずです．

エステル系プロドラッグは切ってしまおう！

実は，ほとんどのプロドラッグは活性体の化学構造の一部を**図4-26**に示すような"エステル構造"に化学修飾をした"エステル系プロドラッグ"と呼ばれる薬剤です．つまり複雑な化学構造式を読む際にエステル構造を意識さえすれば，そのなかからプロドラッグを見抜くことができる可能性が高いといえます．たとえば，武田薬品から発売されているアンジオテンシン受

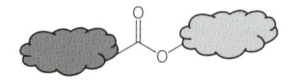

図4-26　エステルの部分構造
この ◯ 部分は任意の化学構造式（水素[H]だけの場合は含みません）と理解していただければよいです．エステルとは二つの構造式が，−COO−でつながっている部分構造のことを指します．したがって，著者らのエステルに対するイメージは ◯ と ◯ が−COO−でつながっている，となるのです．

容体遮断薬(ARB)のカンデサルタン(ブロプレス)とアジルサルタン(アジルバ)の化学構造式を比べてみましょう(図4-27).明らかにカンデサルタンの化学構造はアジルサルタンよりも複雑であり,一見,とても同じARBとは思えないほど,似ても似つかない構造に感じます.そこでカンデサルタンの構造中に存在するエステル構造に着目し,この構造こそプロドラッグとして修飾された部分だと仮定することで,この部分を除いたカンデサルタンの活性体とアジルサルタンの化学構造を比較してみましょう.両剤の活性体はほとんど同じ骨格を有していることは一目瞭然です.このように複雑な化学構造式を読み解く際,構造中のエステル構造に着目するだけで簡単にその薬剤がプロドラッグであるかどうかを読み解くことができるのです.

　それにしてもなぜ,ほとんどのプロドラッグが"エステル系プロドラッグ"なのでしょうか.薬剤の化学構造式を読み解くうえで記憶すべきエステル構造の性質はたった２つです.「エステル構造は加水分解される」「エステル構造は脂溶性」この２つの性質さえ理解すれば十分なのです.そして,この２つの性質を理解することもけっして難しくはありません.なぜなら,１つめにあげた「加水分解される」という性質は,そもそもエステル構造はプロドラッグの修飾部分なのですから当たり前といえば当たり前です.「加水分解される」とは,文字通りエステル構造に水が加わった形で分解されることを指します(図4-28).生体内でもエステル構造はエステラーゼなどの生体内酵素によりゆっくりと加水分解を受けます.

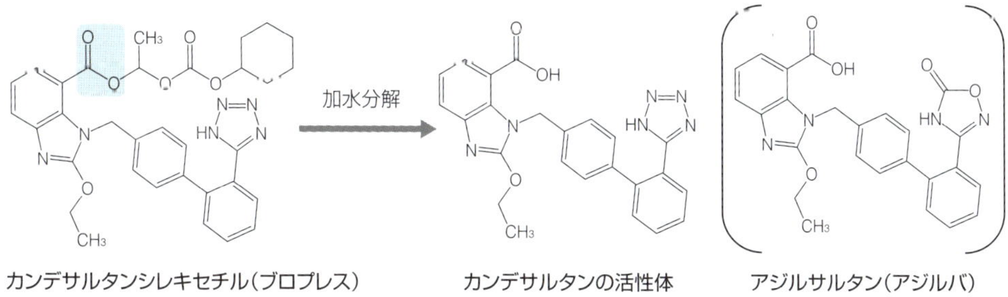

図4-27 カンデサルタンとアジルサルタンの比較

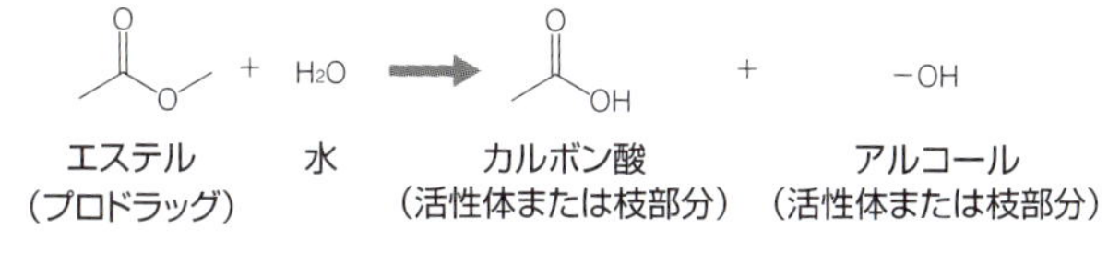

図4-28 エステルの加水分解

エステル構造により作用時間をコントロール！

　この性質を利用した代表的な薬剤の1つに抗ウイルス薬のバラシクロビル（バルトレックス）があげられます．**図4-29**の化学構造式からもわかるように，バラシクロビルはアシクロビル（ゾビラックス）のエステル系プロドラッグです．バラシクロビルの活性体でもあるアシクロビルは化学構造中の水酸基（OH基）の存在などの理由により，血中半減期が2.5時間と消失時間が非常に短く，十分な治療効果を得るには1日4〜5回の分割服用が必要となります．これではいくら優れた薬剤といっても，服薬アドヒアランスの側面から考えれば，患者さんを満足させる薬剤とはとてもいえません．そこで開発されたのがバラシクロビルです．アシクロビルの水酸基をエステル構造に置換したバラシクロビルは，経口投与されると，エステル構造が緩やかに加水分解を受け，徐々にアシクロビルへと変換されます．その結果，あたかもアシクロビルを数回に分けて服用したかのように血中濃度が維持されることになるのです（**図4-30**）．

　一方で，バラシクロビルのようにゆっくりと加水分解されるのを待っていられない薬剤

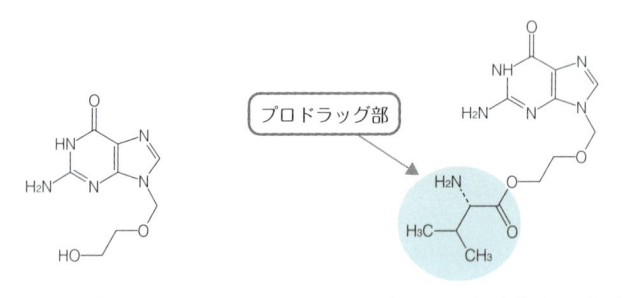

図4-29 アシクロビルとバラシクロビルの化学構造の比較

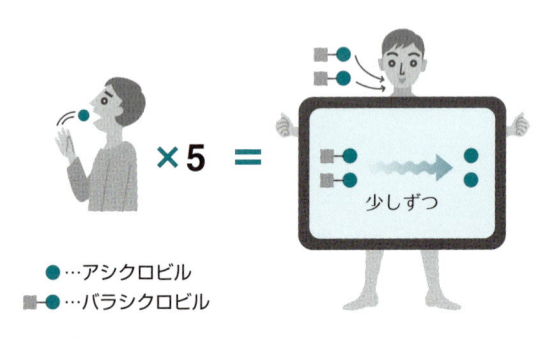

図4-30 アシクロビル，バラシクロビル投与のイメージ

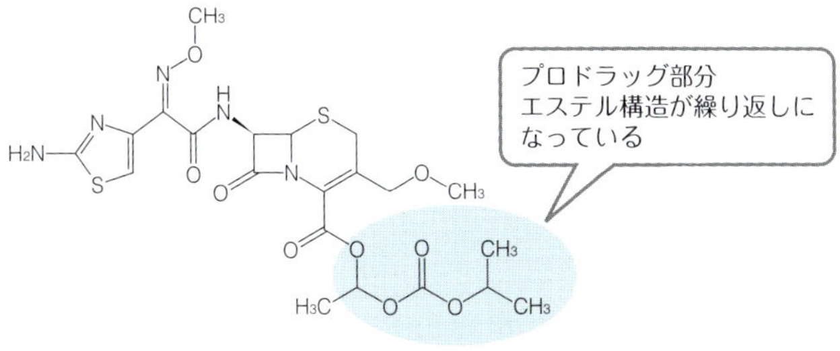

図4-31 セフポドキシムプロキセチル（バナン）の化学構造

（プロドラッグ部分 エステル構造が繰り返しになっている）

もあります．たとえば，いわゆるかぜの時に服用する抗菌薬には，経口吸収後，素早く加水分解を受け，速やかな効果発現を期待したいものです．そのニーズに応えたプロドラッグが，セフェム系抗菌薬のセフポドキシム プロキセチル（バナン）のように化学構造中にエステル構造がいくつも連なったような構造をもつ薬剤（図4-31）で，エステラーゼの標的となる構造が多いため当然加水分解を受けやすくなっています．今後，薬剤の化学構造式を読む際にエステル構造が連なった複雑な構造を見かけた時には，「これは速やかに活性体の血中濃度をあげるために工夫されたプロドラッグだ」と判断できるかと思います．

エステル構造により"吸収"も改善

では，もう1つの「エステル構造は脂溶性」という性質はどうでしょう．この性質は食物中の"中性脂肪"を思い浮かべればすぐに理解することができます（図4-32）．何といっても，中性脂肪の中心部分はエステル構造なのですから．もちろんエステル構造自身も脂溶性であることは容易にイメージできるはずです．前述のとおり，化学構造中に水溶性のカルボキシ基（－COOH）や水酸基（－OH）をもつ薬剤は経口吸収率に問題がある場合があります（p.105参照）．その解決の方法として，これらの置換基をあらかじめ脂溶性のエステル構造に化学修飾しておけば経口吸収率の問題を改善することができ，吸収後に加水分解を受ければ，元の活性体に戻るのですから薬理活性自体も低下させることはありません．具体的な薬剤としては，前述のカンデサルタンや抗インフルエンザ薬のオセルタミビル（タミフル）などがあげられます（図4-33）．

たしかに，薬剤のなかには活性体自身が目を背けたくなるような複雑な化学構造を有したものも存在します．でも実は，皆さんが普段から頻繁に手にする薬剤のなかで複雑な化学構造を有しているもののほとんどは，今回紹介したエステル系プロドラッグなのです．そういう意味で今回皆さんは，複雑な化学構造をもつ薬剤の本質や個性を読み解く大きな

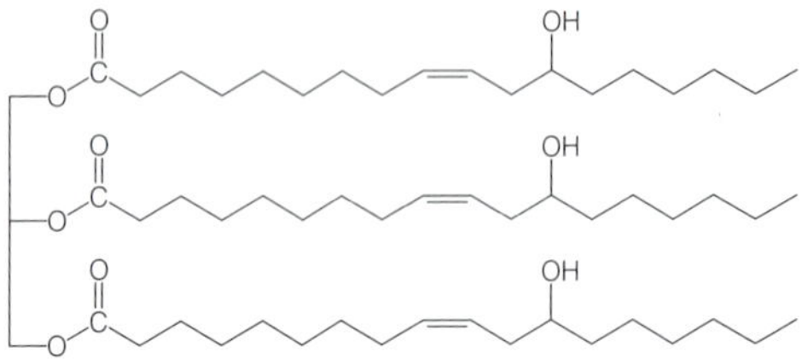

図4-32 中性脂肪（トリグリセリド）の例：ひまし油のトリグリセリド

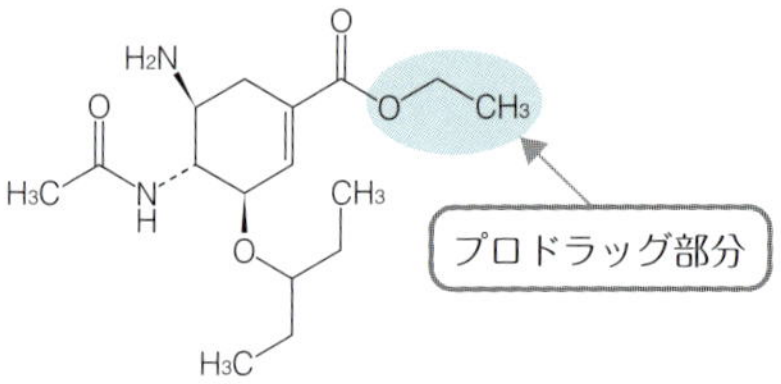

図4-33 オセルタミビル（タミフル）の化学構造
プロドラッグ部分

図4-34 ピボキシル基による副作用
（メイアクト®医療用医薬品添付文書より抜粋）

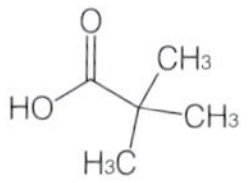

(9) その他の注意
本剤を含むピボキシル基を有する抗生物質（セフジトレン　ピボキシル、セフカペン　ピボキシル塩酸塩水和物、セフテラム　ピボキシル、テビペネム　ピボキシル）の投与により、ピバリン酸（ピボキシル基を有する抗生物質の代謝物）の代謝・排泄に伴う血清カルニチン低下が報告されている。また、小児（特に乳幼児）においては、ピボキシル基を有する抗生物質（小児用製剤）の投与により、低カルニチン血症に伴う低血糖があらわれることがあるので、ピボキシル基を有する抗生物質の投与に際してはカルニチンの低下に注意すること。

図4-35 ピバリン酸

情報源を得たことになるはずであり，複雑な化学構造式への苦手意識が少しは和らいだのではないでしょうか．

プロドラッグが原因の副作用

それでは最後に，けっして忘れてはならない副作用の話です．前述のとおり，エステル系プロドラッグのエステル構造は，ほとんどの場合，加水分解を受けたあと薬理活性を示さず排泄されていきます．しかし，エステル構造のなかには切り離され排泄するまでの過程で，思いがけない副作用を発症させるものがあります．

まずは**図4-34**に示したセフジトレン ピボキシル（メイアクト）の添付文書の抜粋をご覧ください．この記載をご存じの方は多いとは思いますが，要約すれば「ピボキシル基をもつ薬剤は低カルニチン血症に注意が必要」ということになります．でも"ピボキシル基"って何でしょう？

ではここで，実際に低カルニチン血症を引き起こす原因物質であるピバリン酸（**図4-35**）と**図4-34**の添付文書中にあげられている薬剤の化学構造式の ▇▇ 部を見比べてください（**図4-36**）．すると，これらの薬剤にはピバリン酸がしっかりと含まれていることがわかる

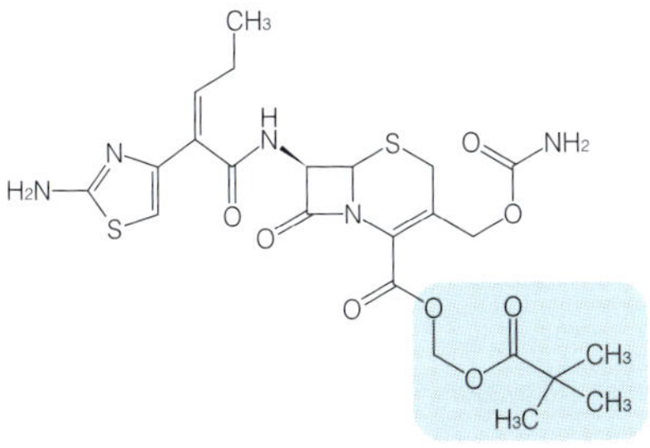

図4-36 ピボキシル基をもつ薬剤の化学構造の比較

セフカペン ピボキシル（フロモックス） 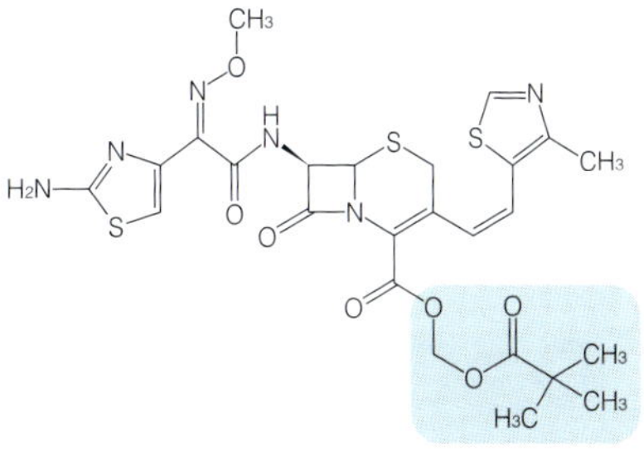　　セフジトレン ピボキシル（メイアクト）

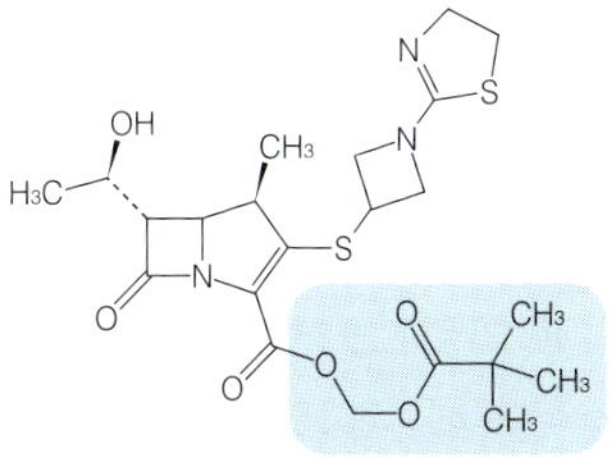

テビペネム ピボキシル（オラペネム）

はずです．実はこの ▊▊ 部分の構造こそピボキシル基なのです．見てのとおり，この構造もエステル構造ですから，生体内で加水分解を受け，その結果ピバリン酸が生成されるのです．つまりピボキシル基を有する薬剤は活性体を化学修飾したエステル系プロドラッグであると同時に，ピバリン酸のプロドラッグでもあると見ることができるのです．

このように難解に感じる添付文書の説明文ですが，エステルの構造を読めるようになった皆さんなら，さほど苦労せずに解読できたのではないでしょうか．

> **Memo**
> **化学構造表記について**
>
> 化学構造式からエステル構造を探す際には少し注意が必要です．ここに示した構造はすべて添付文書に記載されるエステル構造の表記なのですが，このように添付文書での表記方法は一定の決まりがありません．そもそも添付文書への化学構造式の記載方式（フォーマット）の厳密な規定がないようで，そのため各製薬会社はそれぞれ独自のスタイルで化学構造式を表記しています．こうした表記は，特にエステル構造で顕著に見られますが，これでは化学構造式から瞬時に正確な情報を得なければならない現場の薬剤師にとっては少し困ります．各製薬会社ならびに添付文書作成にかかわる関係各所の方々には，ぜひ構造式表記の不統一さの改善に向け，ご一考願いたいと思います．
>
> —COO—　—C(O)O—　—(O)CO—
> 　　　　　　　O
> —OCO—　—CO—
> いろいろなエステルの表記

6 生理活性物質にそっくり！？ "カルボン酸"

> **プロローグ**
>
> 本項ではカルボン酸を取り上げてみます．おそらく"カルボン酸"は皆さんがもっともよく知っている部分構造の1つにあげられるのではないでしょうか．実際に，ほとんどの薬剤師は図4-37に示すカルボン酸を有する薬剤の化学構造を見て，「この薬剤は酸性を示す」と即座に理解できるはずです．
>
> カルボン酸を有する薬剤の数は非常に膨大です．しかし前述のように，カルボン酸は薬剤の経口吸収率やバイオアベイラビリティを低下させる直接の原因になる構造でもあります．このような欠点があるにも関わらず，多くの薬剤にカルボン酸が含まれている理由は何でしょうか？
>
> ※カルボン酸部分は，教科書的には「カルボキシ基」と呼ばれていますが，本書では，皆さんが聞きなれていると思われる「カルボン酸」で統一します．

カルボン酸が用いられる理由

カルボン酸が多くの薬剤で用いられる1つめの理由として，カルボン酸を有した薬剤は血液脳関門を通過しにくいことがあげられます．特に眠気などの中枢性の副作用を抑えたい薬剤にはカルボン酸を導入するケースが多く見られます．具体例として，ヒドロキシジン（アタラックス）とセチリジン（ジルテック）の化学構造式を比較してみます（図4-38）．両剤の構造の違いといえばカルボン酸だけです．しかし，ヒドロキシジンはセチリジンにはない不安症への適用をもつことから，両剤の中枢移行性には非常に大きな差があると考えられます．つまり，ヒドロキシジンの化学構造にカルボン酸を導入したセチリジンは，ヒドロキシジンの抗ヒスタミン作用を保持しながら中枢への移行性を抑え，眠気などの副作用を軽減させた薬剤と考えることができます．

そして，もう1つの大きな理由には，カルボン酸を導入することにより作用点となる受

図4-37 カルボン酸の化学構造

図4-38 セチリジンとヒドロキシジンの化学構造の比較

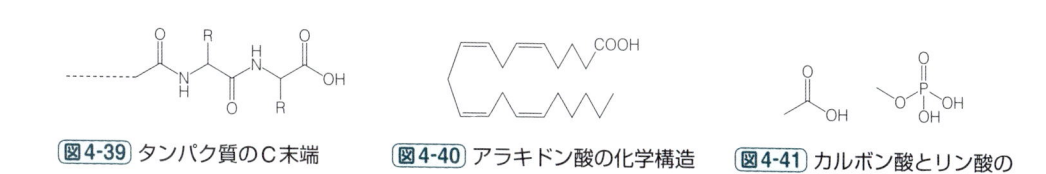

セチリジン（ジルテック）　　　ヒドロキシジン（アタラックス）

図4-39 タンパク質のC末端　　**図4-40** アラキドン酸の化学構造　　**図4-41** カルボン酸とリン酸の化学構造の比較

容体や酵素などに非常に取り込まれやすくなることがあげられます．生体内にはタンパク質（図4-39）やアラキドン酸（図4-40）をはじめ，ATP（アデノシン三リン酸）など，構造の末端部分にカルボン酸やその類似構造であるリン酸（図4-41）をもつ生理活性物質が非常に多く存在します．通常，それらの生理活性物質をアナログとした薬剤を開発する際には，標的とする受容体や酵素に取り込まれやすくするために薬剤の形を生理活性物質の形に似せる必要があります．そこで，てっとり早く似せることができるのが，生理活性物質の末端部分にあるカルボン酸なのです．多くの場合，アバウトな性質をもつ受容体や酵素は，生理活性物質に似せるために導入されたカルボン酸を生理活性物質のマーカーとして捉え，その薬剤を生理活性物質と間違えて取り込んでいきます．早い話が，カルボン酸は生理活性物質の偽物づくりには最適な部分構造といえるのです．

「プラスα」で多面的効果も！？

　さらにカルボン酸を導入することによって，薬剤の薬理作用にいわゆる多面的効果（pleiotropic effect）を与える可能性を秘めるところも，理由の1つにあげられるのではないでしょうか．現代の医学でも生理活性物質の働きや役割がいまだにはっきりと解明されていないものがたくさんあり，そしてそれらの生理活性物質にはカルボン酸をもつものが多く存在します．したがって，化学構造中にカルボン酸が導入された薬剤には，偶然にもそれら生理活性物質にかかわる未知の薬理作用を獲得する可能性があり，結果的に本来

目的とする薬理作用に「プラスα」の作用が付加されることが期待できるのです．その代表的な薬剤が，前述のセチリジンのようにカルボン酸が導入された抗ヒスタミン薬です．これらの薬剤は構造中にカルボン酸を導入することにより，本来の作用である抗ヒスタミン作用以外にも，ケミカルメディエーター遊離抑制作用という「プラスα」の効果を獲得した薬剤なのです．このように考えると，もしかしたら最近話題になっているスタチン系薬剤（カルボン酸を基本骨格にもつ）の免疫調節作用も，生理活性物資の未知の領域にかかわるプラスαの作用なのかもしれませんね．化学構造中にカルボン酸を見かけたら「何かプラスαの薬理作用があるのでは？」なんて，期待してもいいのかもしれません．

　このように，薬剤に導入されたカルボン酸は低吸収率，低バイオアベラビリティなどの内服薬としては致命的な欠点を持っているのにもかかわらず，それを補っても余りある魅力的な構造といえるのです．

Column 4

化学構造式を読んで国家試験問題を解いてみよう！

　薬剤の化学構造式を読むことで薬の理解を簡単にすることは，現職の薬剤師に限らず薬学生でも実感できます．具体的な例として，薬剤師国家試験の問題を解いてみましょう．

　以下に示した本問の選択肢3を見てください．そこには「構造類似性が高いため」とヒントになりそうなキーワードがあります．実際に構造を比較すると，確かにとても類似しています．本書では再三にわたり，"酵素はアバウトな性質をもつ"ことを解説してきました．したがってここでも，酵素Aもアバウトな性質をもつであろうと考えれば，本肢は正しいと考えることができます．ちなみに，この□で囲んである部分こそスタチン系薬剤の基本骨格であることは，本論でも紹介しましたね(p.7)．

　また残りの選択肢について，選択肢2は還元前と後で優先順位の高い硫黄原子(S)がなくなっているのに，立体の配置(S配置)が同じままであるのはおかしいです(順位が変わりますよね)．選択肢4では環状部分の炭素の数が11個と多いのに，水酸基(OH)が1個しかなく，水溶性(親水性)となるには明らかにOHが足りないと考えられます．したがって正解は1と3と選ぶことができます．

第97回　薬剤師国家試験
問209（物理・化学・生物）

　プラバスタチンナトリウムは，生体内で3-ヒドロキシ-3-メチルグルタリルCoA（HMG-CoA）からメバロン酸が生成する反応を触媒する酵素Aに作用する．以下の記述のうち，正しいのはどれか．<u>2つ選べ</u>．

プラバスタチンナトリウム

HMG-CoA → (酵素A) → メバロン酸

1　酵素AがHMG-CoAを還元すると，メバロン酸が生成する．
2　HMG-CoA及びメバロン酸の矢印で示した不斉炭素原子は，いずれもS配置である．
3　プラバスタチンナトリウムは，□で囲んだ部分がHMG-CoAとの構造類似性が高いため，酵素Aを競合阻害する．
4　プラバスタチンナトリウムの環状部位は，親水性を示す．

おわりに

　いかがでしたか？ 当初は「化学構造式なんて必要なの？」と考えていた薬剤師の皆さんも，本書をとおして"化学構造式を読む"ことの重要性そして実用性の高さを実感できたはずです．

　薬剤情報について最も重要な情報源が添付文書であることは疑いようがありません．しかし本書でも紹介したとおり，職場で慌ただしく業務を行う際に，添付文書の文章内容がときに読み取りづらいこともあります．逆に添付文書に頼りすぎてしまうことで，かえって薬剤の特徴を誤認してしまうきっかけになることもあります．添付文書は製薬会社が得た膨大な情報や客観的なデータを限られた範囲に記載しなければならず，記載内容には限界があることもまた事実です．

　しかし，少し考え方を変えて「文章での記載に限界があるからこそ添付文書の最終ページには化学構造式が記載されている」ととらえてみませんか？「化学構造式を"読む"ことで添付文書の内容の理解が完璧になる」と考えれば"化学構造式を読む"ことの必要性を，より深く理解していただけるはずです．本書を読んだ皆さんなら，化学構造式から必要な情報を抽出することはけっして難しくはないはずです．むしろ，これまで添付文書や製薬会社から提供される資料では得られなかった情報や理論を，構造式の形を比べたり，置換基の数を数えるだけで簡単に手にすることができるのですから，楽しささえ感じるかもしれません．

　本書で解説した内容は，皆さんが学生時代に頭を痛めてきた有機化学とは全く別分野のものといえるかもしれません．現場の薬剤師が活用するための新たな有機化学，いわば"薬局有機化学"とでも呼ぶべきものです．薬局有機化学は，今まで活字に頼り記憶するしかなかった薬剤の知識を，化学構造式から導きだし築きあげていくことのできるクリエイティブなものであり，だからこそおもしろいのです．

　今日の薬剤師には，変化する社会のニーズにあわせた多種多様な役割が求められています．しかし，いつどのような時代でも薬剤師に一番に求められ期待されることは，薬剤に関する専門性であることは言うまでもありません．本書は，これまでにない切り口から薬剤師のみが導きだせる1ランク上の薬剤情報を発信するための礎になるはずです．

　本書の脱稿により，著者らが執筆開始当初に掲げた『薬剤師に添付文書の化学構造式を見てもらおう』という目標は，どうにか達成できたのではないかと思っています．さらに，本書は現場の薬剤師だけでなく，これから実務実習や薬剤師国家試験を迎える薬学生や，「薬学部で化学構造式を勉強する必要があるの？」と疑問を感じている薬学生諸君にもぜひ活用して頂きたい一冊だと考えています．本書が，苦手意識の解消にはもちろん，今まで想像もしなかった新たな薬学の世界が見えてくるきっかけになれることを期待しています．

　最後に，本書を作成するにあたり文献や資料の提供にご協力頂いた製薬会社の皆様に感謝いたします．また，著者らのつたないイメージを読みやすい構成とするのに多大なご助力をくださった株式会社南山堂　編集部の皆様に，厚く御礼申し上げます．

　2013年春

浅井　考介

柴田　奈央

付 録　主な官能基一覧

官能基名称	それぞれの官能基を含む化合物の総称	一般構造式
アジリジン	アジリジン化合物	
アシル(アルカノイル)基	アシル化合物	
アセタール	アセタール化合物	(アセタール)／(ケタール)　アセタール
アセチル基	―	
アゾ基	アゾ化合物	
アミド	アミド化合物	
アミノ基	アミン	
アリル基	アリル化合物	
アルデヒド基	アルデヒド	
アレン	アレン化合物	
イミド	イミド化合物	
イミノ基	イミン	

官能基名称	それぞれの官能基を含む化合物の総称	一般構造式
エステル	エステル化合物	$R^1\text{-C(=O)-}OR^2$
エーテル	エーテル	$R^1\text{-O-}R^2$
エナミン	エナミン	$R^1R^2C=CR^3\text{-}NR^4R^5$
エノール(アルケノール)	エノール	$R^1CH_2\text{-C(OH)=}CHR^2$
エポキシ基	エポキシド	(エポキシド環)
オキシム	オキシム	$R^1R^2C=N\text{-}OH$
カルボキシ基	カルボン酸	$R\text{-COOH}$
カルボニル基	ケトン,カルボニル化合物	$R^1\text{-C(=O)-}R^2$
グアニジノ基	グアニジン	$-NH\text{-C(=NH)-}NH_2$
シクロプロピル基	—	(三員環)
ジスルフィド	ジスルフィド化合物	$R^1\text{-S-S-}R^2$
スルフィド	スルフィド化合物,チオエーテル	$R^1\text{-S-}R^2$

付録　主な官能基一覧

官能基名称	それぞれの官能基を含む化合物の総称	一般構造式
スルホ基	スルホン酸	$R-SO_2-OH$
スルホンアミド	スルホンアミド化合物	$R^1-SO_2-NR^2R^3$
チオール基	チオール（メルカプタン）	$R-SH$
ニトリル（シアノ）基	ニトリル化合物	$R-C{\equiv}N$
ニトロ基	ニトロ化合物	$R-N^{+}(=O)O^{-}$
ヒドロキシ基	アルコール，フェノール	$R-OH$
ヒドロペルオキシド基	過酸	$R-O-O-H$
フェニル基	フェニル化合物	$R-C_6H_5$
ヘミアセタール，ヘミケタール	ヘミアセタール化合物，ヘミケタール化合物	$R^1O-CR^2(OH)-H$
ペルオキシ基	ペルオキシド	$R^1-O-O-R^2$
メトキシ基	—	$R-O-CH_3$
リン酸基	リン酸	$R-O-P(=O)(OH)_2$

一般索引

欧文

- active site ... 85, 115, 124
- α-グリコシド結合 ... 30
- α-グルコシダーゼ ... 30, 109
- ——阻害薬 ... 30, 109
- ATP ... 139
- β₁受容体選択的遮断薬 ... 86
- β₂刺激吸入薬 ... 81
- β遮断薬 ... 26, 86, 115
- CKD ... 91
- COX-1 ... 85
- COX-2 ... 85
- ——選択的阻害薬 ... 84
- DPP-4阻害薬 ... 41
- GLP-1 ... 42
- H₁受容体遮断作用 ... 49
- HMG-CoA還元酵素阻害薬 ... 8, 129
- NMDA受容体拮抗作用 ... 45
- NSAIDs ... 57
- PBP ... 74, 103
- penicillin-binding protein ... 74, 103

ア行

- アデニン ... 39
- アデノシン三リン酸 ... 139
- アドレナリン ... 27
- アナログ ... 139
- アミノ基 ... 92, 99, 124
- アミノ酸 ... 99
- アミラーゼ ... 32
- アミン ... 42
- アラキドン酸 ... 58, 139
- アルツハイマー病治療薬 ... 44
- アレルギー反応 ... 52
- アンジオテンシン受容体遮断薬 ... 132
- 安定性 ... 121
- 硫黄原子 ... 128
- 異性体 ... 68
- インフルエンザ ... 105
- エステラーゼ ... 133
- エステル ... 132
- 塩素 ... 126
- オピオイド ... 62
- ——受容体 ... 64
- オリゴ糖 ... 32

カ行

- 核酸塩基 ... 39
- 加水分解 ... 133
- 活性体 ... 132
- 活性部位 ... 27
- 過敏症既往歴 ... 21
- カルボキシ基 ... 42, 135
- カルボニル基 ... 51
- カルボン酸 ... 138
- 肝代謝型薬剤 ... 95
- 疑義照会 ... 16, 65
- キサンチン ... 35
- キサンチンオキシダーゼ ... 35
- 基本骨格 ... 7, 16, 22, 38, 41, 47, 57, 75
- 共役構造 ... 51, 56
- 去痰薬 ... 16
- 禁忌 ... 16
- グリニド系薬剤 ... 41
- 経口吸収 ... 105, 138
- 血液脳関門 ... 138
- 血中濃度 ... 134
- ケルセチン ... 33
- 光学活性体 ... 68
- 交感神経刺激薬 ... 28
- 抗菌スペクトル ... 75, 101
- 抗菌力 ... 101
- 抗原 ... 22
- 抗原抗体反応 ... 22, 51
- 抗原性 ... 130
- 交差抗原抗体反応 ... 23
- 光線過敏症 ... 51
- 酵素 ... 4, 22, 27, 30, 35, 42, 98, 114, 139
- 酵素添加反応 ... 35
- 高尿酸血症治療薬 ... 35
- 抗ヒスタミン薬 ... 49
- 抗リウマチ薬 ... 130
- コンフォメーション ... 58

サ行

- 最高血中濃度到達時間 ... 126
- 細胞膜 ... 81
- 作用機序 ... 9, 16, 26
- 作用強度 ... 98, 105, 121, 128
- 作用時間 ... 9, 74, 79, 105
- 作用範囲 ... 105
- サルファ剤 ... 130
- 酸素 ... 114
- 紫外線 ... 51
- シクロオキシゲナーゼ ... 57
- 止瀉剤 ... 65
- ジヒドロピリジン系薬剤 ... 7, 79
- ジペプチド ... 42
- 受容体 ... 4, 27, 98, 114, 138
- 昇圧剤 ... 20, 28
- 脂溶性 ... 81, 94, 117, 126, 133
- 処方変更 ... 18
- 親水性 ... 116
- 腎排泄型薬剤 ... 91, 114, 128
- 水酸基 ... 92, 98, 124, 135
- 水素結合 ... 92, 98, 107, 114, 128
- 水溶性 ... 128

一般索引

スタチン系薬剤	8
ストリクチニン	34
スルホンアミド	128
生体内生理活性物質	4, 27, 35, 139
生物学的等価体	67
セフェム系抗菌薬	23, 74, 78, 102
選択性	84, 105
相互作用	16, 35, 84
疎水性	116

タ行

代謝活性物	61
耐糖能異常	49
多糖類	30
ダブル効果	16
多面的効果	139
単結合	53
短時間作用型トランキライザー	100
タンニン	33
タンパク質	99, 107, 139
チオフェン環	67
置換基	7, 16, 74, 124
窒素	114
中性脂肪	135
長時間作用型薬剤	80
重複投与	65
鎮咳薬	64
低カルニチン血症	136
デュアル効果	16
電気陰性度	93, 121, 127
電子	121
電子的なひずみ	93
糖尿病	30
投与回数	80
特定保健用食品	33
トクホ	33

ナ行

内因性交感神経刺激作用	115
二重結合	53
尿酸	35
眠気	48

ハ行

配位結合	56
バイオアイソスター	67
バイオアベイラビリティ	138
排泄経路	9, 91
パーキンソン病治療薬	44
ハロゲン	120, 126
半減期	124, 126

蕃爽麗茶	33
非共有電子対	52, 56
非ステロイド性消炎鎮痛薬	57
非選択的β受容体遮断薬	86
ビタミンK	2
ビタミンKキノンレダクターゼ	3
非定型抗精神病薬	48
ピバリン酸	136
ピボキシル基	136
非麻薬性鎮痛薬	63
副作用	47, 69, 84, 136
服薬アドヒアランス	80, 134
フッ素	120
部分作動薬	115
プロスタグランジンE_2	58
プロスタグランジンG_2	58
プロドラッグ	61, 132
併用療法	16
ペタンキュラギン	34
ペニシリン系抗菌薬	22, 78
ペプチドグリカン	74
ペプチド結合	99
ベンゼン環	67
ベンゾジアゼピン系薬剤	7, 47, 121, 126
ベンゾジアゼピン受容体	100
ポリフェノール	33

マ行

街の化学者	18
麻薬	62
マルトース	31
慢性気管支炎	14
慢性腎臓病	91
未変化体	92
メンブランアプローチ	81

ヤ行

薬剤過敏症	22, 129
——既往歴	129
薬剤師の専門性	18
薬物動態	9, 74, 91
薬理作用	9
薬価	45

ラ行

ラセミ体	68
リピンスキーの法則	106
リン酸	139
類似構造	3, 39, 49, 57
ローンペア	52, 56

薬剤索引 （黒字は一般名，青字は商品名を示す）

ア行

アカルボース	32
アザルフィジンEN	130
アシクロビル	40, 134
アジルサルタン	132
アジルバ	132
アスベリン	64
アゼルニジピン	79
アタラックス	138
アダラート	8, 79
アーチスト	88
アテノロール	91
アトルバスタチン	123
アマリール	129
アマンタジン	44
アムロジピン	8
アムロジン	8
アメジニウム	20, 25
アモキシシリン	22
アラミスト	83
アルプラゾラム	126
アロプリノール	35
アンブロキソール	16, 19
インテバン	58
インデラル	27, 86, 95, 115
インドメタシン	58
エソメプラゾール	69
エチゾラム	100
エチレフリン	20, 25
エバスチン	19, 50
エバステル	19, 50
エプラジノン	64
エホチール	20, 24
エリスパン	122
エリミン	122
オセルタミビル	105, 135
オメプラゾール	69
オメプラール	69
オラペネム	137

カ行

カリメート	107
カルテオロール	27, 86, 95, 116
カルブロック	79
カルベジロール	88
カルボシステイン	16
カンデサルタン	132
クアゼパム	124
クエチアピン	48
クリアナール	15
グリメピリド	129
グルコバイ	32
グルファスト	41

クレストール	129
クロチアゼパム	100
クロナゼパム	48
ケトプロフェン	51
ケフラール	75, 102
ケルロング	86
コデイン	62
コレスチミド	107
コレバイン	107
コンスタン	126

サ行

ザイザル	69
サイレース	122
ザイロリック	35
ザナミビル	106
サラゾスルファピリジン	130
サルタノール	82
サルブタモール	82
サルメテロール	81
サワシリン	22
ジアゼパム	122
ジクロフェナク	55, 58
シタグリプチン	41
ジダノシン	38
シプロキサン	55
シプロフロキサシン	55
ジャヌビア	41
ジルテック	50, 69, 138
シンメトレル	44
スルファメトキサゾール	130
セイブル	109
セチリジン	50, 69, 138
セファクロル	75, 102
セフカペン ピボキシル	75, 102, 137
セフジトレン ピボキシル	137
セフジニル	23
セフゾン	23
セフポドキシム プロキセチル	135
セリプロロール	86, 115
セルシン	122
セレクトール	86, 115
セレコキシブ	84
セレコックス	84
セレベント	81
セロクエル	48
ゾビラックス	40, 134
ソラナックス	126

タ行

タミフル	105, 135
タリオン	19
チペピジン	64
テオフィリン	38

薬剤索引

デキサメタゾン	122
テトラミド	19, 117
テノーミン	91
デパス	100
テビペネム	137
デュロテップ	62
トラマドール	63
トラマール	63
ドラール	124
トリアゾラム	126

ナ行

ナテグリニド	41
ニバジール	79
ニフェジピン	8, 79
ニメタゼパム	122
ニルバジピン	79
ネキシウム	69
ノルバスク	8

ハ行

バカンピシリン	22
バクタ	130
バナン	134
バラシクロビル	40, 134
ハルシオン	126
バルトレックス	40, 134
ビソプロロール	116
ビソルボン	19
ピタバスタチン	9, 123
ビダラビン	38
ヒドロキシジン	138
ヒドロクロロチアジド	129
ファスティック	41
ファモチジン	131
フェノフィブラート	53
フェブキソスタット	35
フェブリク	35
フェンタニル	62
フドステイン	16
プラバスタチン	9, 123, 141
フルイトラン	129
フルオロウラシル	124
フルジアゼパム	122
フルチカゾン	83
フルチカゾンフラン	83
フルナーゼ	83
フルニトラゼパム	122
プレドニゾロン	122
プレドニン	122
フロセミド	129
プロプラノロール	27, 86, 95, 115
ブロプレス	132
ブロムヘキシン	19
フロモックス	75, 102, 137
ベイスン	31
ベタキソロール	86
ベポタスチン	19
ペングッド	22
ボグリボース	31
ポリスチレンスルホン酸カルシウム	107
ホリゾン	122
ボルタレン	55, 58

マ行

ミアンセリン	19, 117
ミグリトール	109
ミケラン	27, 86, 95
ミチグリニド	41
ミドドリン	20, 25
ミルタザピン	19, 117
ムコソルバン	15, 19
ムコダイン	15
メイアクト	137
メトリジン	20, 24
メバロチン	9
メマリー	44
メマンチン	44
メルカプトプリン	38
l-メントール	71
モーラス	51
モルヒネ	62

ラ行

ラシックス	129
リズミック	24
リーゼ	100
リバロ	9
リピディル	53
リフレックス	19, 117
リポトリール	48
リレンザ	106
レスプレン	64
レナデックス	122
レボセチリジン	69
ロキソニン	60
ロキソプロフェン	60
ロスバスタチン	129
ロヒプノール	122
ロペミン	65
ロペラミド	65
ロルカム	58
ロルノキシカム	58

ワ行

ワルファリン	8

● 著者略歴 ●

浅井 考介
名城大学大学院薬学研究科修士課程　修了
現在，愛知県豊田市　株式会社ヤナセ薬局赤池店勤務
認定実務実習指導薬剤師

柴田 奈央
静岡県立大学大学院薬学研究科博士前期課程　修了
大阪大学大学院薬学研究科博士後期課程　中退
現在，愛知県岡崎市　有限会社アトリア　アトリアふじ薬局勤務

くすりのかたち
―もし薬剤師が薬の化学構造式をもう一度勉強したら　Ⓒ2013

定価(本体2,000円＋税)

2013年 5 月20日　1 版 1 刷
2013年12月 5 日　　　 2 刷

著　者　浅井　考介
　　　　柴田　奈央

発行者　株式会社　南 山 堂
　　　　代表者　鈴 木　肇

〒113-0034　東京都文京区湯島 4 丁目 1-11
TEL 編集(03)5689-7850・営業(03)5689-7855
振替口座　00110-5-6338

ISBN 978-4-525-78271-9　　　　　　Printed in Japan

本書を無断で複写複製することは，著作者および出版社の権利の侵害となります．
JCOPY 《(社)出版者著作権管理機構　委託出版物》
本書の無断複写は著作権法上での例外を除き禁じられています．複写される場合は，そのつど事前に，(社)出版者著作権管理機構(電話 03-3513-6969，FAX 03-3513-6979，e-mail：info@jcopy.or.jp)の許諾を得てください．

スキャン，デジタルデータ化などの複製行為を無断で行うことは，著作権法上での限られた例外(私的使用のための複製など)を除き禁じられています．業務目的での複製行為は使用範囲が内部的であっても違法となり，また私的使用のためであっても代行業者等の第三者に依頼して複製行為を行うことは違法となります．